文經社

文經社

文經家庭文庫 91

怎樣補最健康

陳維苓 著

文經社
Taiwan

COSMAX
PUBLISHING Co.
Since 1981

文經社徽記

播種者

含淚播種的

必歡呼收割

致讀者：

身體要健康，最好是平常注意保養，起碼包括：

1.注意飲食：知道自己體質，營養均衡；不要暴飲暴食。多吃蔬菜、瓜果豆類，少油鹽、味精。每天順利排便。

2.適量運動、走路（最好到流汗程度，洗溫水澡後平躺片刻再用餐）。

3.足夠的休息、睡眠。

4.情緒開朗：不生氣，不憂慮焦急。

5.過規律的生活。找時間曬曬太陽。

閱讀文經社的家庭健康叢書，能豐富保健知識，益己益人。但萬一有疾病，仍應就醫為宜。有量血壓與體溫習慣。對不正常出血、酸痛感、分泌物變色、硬塊等宜就醫。

我們的建議，都是關心您和家人的健康。

文經社 敬啟

自序——藥膳豈只是湯湯水水？

我喜歡逛書店，尤其是家庭保健區，不過我發現，有關中醫養生、藥膳這一類的書籍，很多都是洋洋灑灑的寫了很多配方，甚至還附有精美的彩色照片，令人食指大動，但是這些書的作者，大多數只具有廚師的身份，或是美食專家，反而沒幾個有中醫中藥專業背景，因此在提到有關於某種藥膳的適應症時，寫得就有一點模稜兩可。從中醫師的立場而言，筆者有一點點擔心讀者是否有能力來判斷，自己的病情適合服用那一道藥膳呢？

在台灣，西方醫學畢竟是主流，因此很多民眾了解什麼是過敏性鼻炎，什麼是氣喘，什麼是心肌梗塞……等病名，但這只是西醫的診斷名稱，並不是中醫的診斷名詞，中醫師並不是靠西醫的診斷來下藥，就像西醫師也沒辦法靠中醫的診斷來開處方一樣，中醫的診斷是建立在辨証論治的基礎上，也就是說像氣虛、陽虛、陰虛、風寒、風熱、肺熱、痰濁、血瘀……等，才是中醫的診斷名稱。

因此，如果你要問中醫師，過敏性鼻炎應該吃什麼中藥或藥膳？建議您還不如問的有深度一點，例如陽虛型的過敏性鼻炎應當吃什麼樣的中藥或藥膳？因為能夠用來治療過敏性鼻炎的中藥實在太多了，中醫師得藉由望、聞、問、切，來了解病人的狀況，在中醫學上的診斷是屬於那一種証型，因此如果您能夠這樣與中醫師討論，表示您對中醫學已經很有概念了。

理所當然，中醫的處方一定是根據中醫的診斷才給予病人用藥。讀者也應該理解，每個人都會有些許的個體差異，因此，在這世界上，絕對沒有一種藥用在所有的人身上都是有效的，所以別人吃的有效的藥物，您吃了未必一定有用，有時甚至會有反效果。

記得奇美企業的大老板許文龍先生，曾經強調一句話：想要成功的經營任何事業，最重要的就是「觀念」。是的，身體的健康狀況，也應該把它當成一份很重要的事業，終其一生要好好努力的經營，這也需要正確的觀念來引導。

本書「怎樣補最健康」，不在於收集和提供讀者繁複、花俏或流行的藥膳，而是從中醫的觀點，強調去滋補讀者心中的正確觀念，如此方能舉一反三，養成讀者對中醫中藥具有一定的判斷力，而不是一窩蜂搶流行，跟著人家服用黃耆紅棗湯、中藥減肥茶、白鳳豆和六味地黃丸……等。希望諸位讀者看完本書後，下次再遇到流行的藥膳時，請先求證這樣的配方，是用來治療中醫那一証型的疾病（譬如氣虛証），再來核對及思考，自己的身體狀況是否符合這樣的診斷，如果不清楚，大可以請教中醫師，而不是盲目地跟從附和。

目次

第7章 常見中藥材選購要點 171

Part 1
你補對了嗎？

一・體質決定了「補藥」，還是「毒藥」

所謂的「體質」，是指人體的形態和功能，在生長、發育的過程中，所形成的特殊性。而這種特殊性通常決定個人對某些疾病的易感性，及其病機演變的傾向性，甚至對人體壽命的長短也有著相當大的影響。人體基本體質可分做六種典型，或是以虛實証來分類：

1.六種典型的體質分類

(1)陽盛質

就是俗稱的「火氣大」，這類病人通常形體健壯，面色紅潤，很怕熱而且很容易出汗，脾氣比較急躁易怒，胃口不錯，但常常伴有口乾、口苦、口臭，因此特別喜歡喝涼飲、吹冷氣，此外眼結膜也比較紅，大便秘結或薰臭、小便顏色較深等，常見於青少年及壯年男性。如「陽盛質」就是不能吃補的體質，反而應該降火氣。

(2)陽虛質

其特徵剛好跟陽盛質相反，即俗稱的「虛寒型」體質。這類病人有時會虛胖，但臉色通常是蒼白而無光澤；比平常人怕冷，尤其到了冬夜更是四肢冰冷，久久無法入睡；此外這種病人也常感到精神疲憊，大便較軟或容易拉肚子、頻尿，尤其是冬天的晚上，稍微喝一點點水，小便次數就特別的多。這種「陽虛質」最適合進補，進補的時間也可以長一點。

(3)陰虛質

即俗稱「虛火型」的體質，常見於神經官能症的病人，即時下流行的「腦神經衰弱症」。這類病人通常因工作壓力太大或思慮過度，導致形體消瘦，難以入眠，口乾舌燥、眼睛乾澀、口腔潰瘍、心煩心悸、頭暈耳鳴、手足心熱，或便秘尿黃等。這種「陰虛質」進補應該請教中醫師，以免補得不當，造成虛火更旺。

(4)瘀血質

這類體質常見於老人和不愛運動的人，病人通常血液循環較差，常喊這裡酸、那裡麻，有時甚至會有刺痛或如刀割般的疼痛感覺，主要特徵為顏面或身上皮膚粘膜的顏色較為晦暗，而且皮膚乾燥、角化過度如魚鱗狀，或身上常有紅縷赤痕，瘀斑、腫塊，甚至有出血傾向，婦女月經血塊過多等，皆屬此種體質。

(5)氣鬱質

多因長久緊張，或情緒壓抑而導致憂鬱寡歡，獨自悶悶不樂，心胸有憋氣感，喜歡歎息，咽喉有異物感，吞之不下，吐之不出，或是激動等情緒失控的現象出現，常見於股票族、考試壓力大的學生、婆媳不和之下的受害者、更年期患者，及慢性咽喉炎的病人。

(6)痰濕質

此種體質在台灣亦屬多見，因海島型氣候濕度較高，而且現代人的飲食富含大量的卡路里，所以造成這類痰濕型的體質相當普遍。這一型的病人常見其形體肥胖，但卻是中看不中用，極易疲勞，常覺得身體有如千斤重而嗜睡；此外還容易關節酸痛、時常腹瀉，皮下長結節（如脂肪瘤），女性還會有白帶過多等現象。

因此，想要吃補來改善自己的體質，得先判斷自己是屬於那一種類型，再針對個人體質上的弱點，給予食療或特殊的運動（如氣功、外丹功、太極拳、體操或按摩等），來矯正其太過或不足之處，即達到中醫的「陰陽平衡」、「致中和」之意，是故中醫所強調的「養生」，就是利用體質的可變性，和影響體質形成的後天因素，來達到祛病延年的目的。

2.虛証體質的進補

補藥的種類、療效、劑量因人而異，可不可以補？該什麼時候補？該補多久？各有其獨特的考量，如果以為補藥是有病治病，無病強身，這種觀念並不十分正確，因為吃補吃出問題的情形大有人在。

中國人愛進補，卻對補藥瞭解不多。一般人講到補藥，只知道有人參，不然就是黃耆、當歸、四物等。其實，補藥內容很多，包括補氣藥、補血藥、

⊙六種典型體質的鑑別方法表

典型的體質 鑑別	陽盛	陽虛	陰虛	瘀血	氣鬱	痰濕
體型	壯碩	不一定	瘦小乾癟	不一定	不一定	可能為肥胖
族群	青少年、壯年	老人、吃素或減肥的人	夜貓族、上大夜班的人、思慮過度的人	老人、不愛運動的人	股票族、學生	喜食高脂肪者
臉部	赤紅	蒼白	暗紅	晦暗	不開朗	易有浮腫
對溫度的感覺	怕熱喜涼	怕冷喜溫	怕熱喜涼	不一定	不一定	不一定
排汗狀況	多汗	少汗	多汗	不一定	不一定	排汗後反而較舒服
精神狀態	亢奮急躁	倦怠	焦慮	不一定	悶悶不樂	倦怠
口腔	口乾苦臭	口淡	口乾	舌下靜脈曲張	咽喉易有異物感	口澀

補陰藥、補陽藥等。此外，這幾種補藥還可再細分五臟（即肝、心、脾、肺、腎）不同的補法。這樣算來，補藥的配伍方式可有好幾十種之多，這也正是為什麼中醫的補劑，多得如過江之鯽，而且千變萬化，故可針對不同的虛實體質，不同的虛損程度來做治療。「虛証」指的是病人本身抵抗力降低，臟腑功能衰退，特別是細胞免疫功能低下，神經內分泌調節系統的功能紊亂，如平常容易感冒、腹瀉、卵巢功能不良造成的月經失調、不孕症等。

(1)虛証體質的分類

大家都知道身體虛的人，應該好好補一下，但是虛証體質，其實還可以再細分為「陰虛」、「陽虛」、「氣虛」、「血虛」，需清楚診斷，治療才能獲得療效。簡單的將虛証的分類介紹如下：

①氣虛：身體處於製造能量不足的狀態，其表現有頭暈、容易疲勞、四肢無力、講話沒有力氣，甚至懶得說話，常上氣不接下氣，尤其是爬樓梯時更為明顯。此時在藥物的選擇上，可使用黃耆、大部分的參類如高麗參、粉光參、黨參、白朮、山藥、甘草、紅棗、蜂蜜等，方劑上可選用如四君子湯，補中益氣湯等。

②陽虛：氣虛若不治療，可進一步導致陽虛，陽虛是身體能量更加不足的狀態；故其表現除了以上氣虛的症狀外，還加上明顯的怕冷，或身體其他局部的病灶有寒冷的現象。藥物或食

物可選用肉桂、附子、鹿茸、鹿角膠、海馬、海狗腎、巴戟天、吳茱萸、淫羊藿、杜仲、胡桃仁、生薑、羊肉、酒等，方劑可選用八味（桂附）地黃丸、石歸丸等。

③**血虛**：包括血液的質或是量的不足，可能是血紅素下降，或紅血球的攜氧能力下降，甚至是有效血液循環量的不足，故其表現常為面色萎黃，嘴唇指甲淡白、頭暈、月經量少、四肢發麻等。藥物可選用當歸、熟地、阿膠、雞血藤、何首烏、枸杞子、紅棗、龍眼肉、桑椹等，方劑可選用四物湯、當歸補血湯等。

④**陰虛**：身體處於一種耗能、分解代謝的狀況，故其臨床表現為身體日漸消瘦、皮膚乾燥、手足心發熱出汗、或睡覺時大量出汗、咽乾舌燥、大便秘結，或顴骨部泛紅。藥物或食物可選用百合、沙參、天門冬、麥門冬、白木耳、烏梅、甘蔗汁、楊桃、梨子、黑芝麻、六味地黃丸、左歸丸等。

(2)虛証體質的生理特徵：

①**氣虛**：疲勞，運動後或勞動後更加明顯。

②**陽虛**：疲勞加上怕冷、面色蒼白。

③**血虛**：疲勞加上面色萎黃，嘴唇指甲淡白。

④**陰虛**：疲勞加上怕熱、唇紅、皮膚口腔乾燥。

3.實証體質補不得

補藥雖好，但是並非人人可以服用。那麼怎樣的人不可以服用呢？答案是「實証的體質」。

中醫治病非常強調「虛」、「實」，病人和讀者也許覺得困惑：這「虛」和「實」到底應該如何界定？簡單的說，「實証」指病人本身的臟腑功能太過亢奮，或是病邪太過急驟驃悍的狀態，此時，身體尚有相當程度的抗病能力，而且代謝率通常會增強。

實証種類很多，病邪也很多樣，在此只舉常見的實証情形，說明如下：

1.「陽盛質」的人，身體裡火氣很大，平常稍微吃一點高熱量的食物，如辛辣油炸的菜、飲烈酒或吃熱性水果（如荔枝、龍眼），很可能就會導致流鼻血、口腔潰瘍、長青春痘、肛門腫痛、大便出血、失眠煩躁等，更不要說冬令進補時，大補特補，這簡直是跟自己過不去。應該要喝些青草茶、苦茶、冬瓜茶等。

2.又如小兒得急性扁桃腺炎，常常突然發高燒，咽喉疼痛甚至化膿等，這種情形大多數都是屬於中醫所謂的「實証」，絕不要因為有流鼻水、怕冷、頻頻出汗而誤以為是虛寒，還一面給孩子喝薑母茶，或黃耆紅棗湯，因為此時給消炎降火的藥都來不及了，補錯了，恐怕病情更嚴重或延長了生病的時間，在正常的狀況下，中醫師通常會開些銀花、連翹、黃連等中藥，食物方面可喝些西瓜汁、甘蔗汁、葡萄柚汁、綠豆湯等，不過要與服用藥物的時間錯開。

3.某些熱証型蕁麻疹和脂漏性皮膚炎的病人，他們只要吃了些高熱量食物或海鮮如蝦子、螃蟹，或肉類、蛋類、牛奶等乳製品，身體便會起紅疹，全身癢的不得了，尤其在悶熱的夏天，或是冬天棉被蓋得太溫暖時，更容易加重病情。很多可憐的病人在皮膚科吃西藥許多年，仍然無法擺脫這個疾病的糾纏，反而服用一些清熱利濕的中藥、食療及吃素後，卻大幅改善病情。我並不是素食主義者，如果並非宗教因素，也不建議讀者長期吃全素，但以中醫的觀點，吃素食者所攝取的熱量較低，對於肥胖者及屬於實証的患者，是一種可以選擇的飲食療法。

4.虛實、寒熱夾雜的人怎麼辦？

中醫診病為什麼要分「虛」「實」呢？這跟用藥很有關係。若是虛証，就該給補藥；若是實証，就該袪邪或降火氣，誤服補藥反而會加重病情。但是臨床上也常見「虛實夾雜」的情況，這時補藥該先用？後用？如果要同時用，比例要放多少？要配伍別種藥物嗎？

虛証、實証同時存在於一身的情

形，臨床上並不少見，現舉虛實夾雜的狀況於下：

(1)上實下虛：

上半身的喉嚨老是覺得乾燥疼痛，尤其熬夜或吃到辛辣的食物就會發作，理論上用藥該清熱瀉火或滋陰降火；但下半身的腸胃卻是動不動便腹瀉腹脹，吃冰或吃了生冷的東西更加嚴重，用藥上應使用健脾補氣或溫脾腸的藥物。病人總是因此而困擾不已，到底要吃補或要退火？真是順了姑情就逆了嫂意。

(2)月經前：

很多婦女在整個月經周期期間，有很明顯的虛實夾雜的現象，例如月經前因為荷爾蒙的關係，很多人會出現實証，覺得口乾舌燥、便秘、長青春痘、嘴巴破、脾氣暴躁、失眠、怕熱、頭痛、喉嚨痛、流鼻涕等像感冒一樣的症狀，甚至因為經前水腫的關係，體重會突然增加一到二公斤，這些症狀會因為月經來潮後大為減輕，卻可能換了另一批症狀出現，如頭暈、怕冷、全身無力、下腹隱隱作痛、腰酸背痛、倦怠嗜睡、臉色蒼白等虛証，因此月經前多為實証，月經後多為虛証。

如果這種虛實夾雜的情形很明顯，那麼你該請教中醫師，經前經後的食療與藥膳該如何注意。

(3)月經後：

很多婦女月經後會頭暈、四肢無力，想吃個四物湯燉排骨，吃完卻又口渴的不得了，甚至嘴巴破，那麼可以請中醫師幫你，修正一下四物湯用藥的劑量，或者加一些其他的中藥變成加味的四物湯，如果你還嫌麻煩，也可以在四物湯裡，加幾片大白菜或山東大白菜一起燉煮，可以降低四物湯的燥熱性質，卻仍保有四物的補血效果。如果是吃素的朋友，不想加排骨，也可以像煮中藥一樣，直接喝藥汁，或者也可以加一些素雞、豆皮等一塊燉煮，味道會更可口喔！

事實上，很多虛症類型也常混合存在，如氣血兩虛，就可用八珍湯；氣血兩虛再加上陽虛，可服用十全大補湯等。補藥若再細分，還可以依五臟（肝、心、脾、肺、腎）不同而有專門的用藥，如同樣是虛証，補脾氣的藥物未必都能補心氣。而在食療方面，則有「吃什麼、補什麼」的說法，如吃肝補肝、吃腰子補腎、吃豬心補心等等。

二・進補注意事項

1.補藥的劑量

補藥的劑量因人而異，而且該服多久？在什麼時間服用？都有其特殊性，應該遵照中醫師的指示服用，切莫過量服用，這樣會吃出問題的。例如人參的功效很多，可治療脾氣虛的腹瀉，中氣下陷的內臟脫垂、子宮下垂，肺氣虛的咳嗽、氣喘，也可治療糖尿病、神經衰弱、貧血，甚至可用於急症休克等。但如果長期大量服用，會導致失眠、抑鬱、煩躁、頭痛、心悸、血壓升高、性機能減退等，合稱「濫用人參綜合症」。所以服用中藥，即使是補藥也不例外，絕對要請教中醫師，切莫擅自服用。

2.藥膳小技巧

一般補藥因富含蛋白質、澱粉、脂肪或膠質等關係，比較不好消化，因此在製作藥膳時，不宜使用太油膩的食材，以免腹脹，頻頻排出惡臭的屎氣。如果自己平常已有消化不良的現象，最好於補劑的藥膳裡，再添些健胃助消化的中藥如生薑、紫蘇等，以免補劑不好消化，造成吸收不佳。

3.進補最佳時間

補陽藥、補氣藥，最好在早上睡醒時服用，補陰藥、補血藥則以臨睡前服用時的療效較佳。

4.進補禁忌

服用補藥時別喝茶葉（包括紅茶、奶茶、綠茶等），因為茶葉中的鞣酸具有收斂的作用，會降低藥效。

5.涼補與溫補的不同

補藥的種類繁多，如補氣藥、補血藥、補陰藥、補陽藥、補津藥（即生津液之藥）……等等，以中醫的觀點來說，補氣藥、補血藥、補陽藥是屬於比較燥熱性的中藥，會使人體氣血循環加快，對寒冷的耐受度提高，但也容易產生口乾舌燥、便秘、咽喉腫痛、口舌生瘡、青春痘等上火的症狀，端視個人體質，與溫補藥物的種類和劑量而定。

涼補依照中醫的定義，指的是補陰藥、補津藥，這類藥物服用後可減少身體的虛火、降低煩躁感、口乾舌燥、眼睛及皮膚等乾燥現象，但是不當的補陰生津，也會造成反效果，比如腹脹、腹瀉等。

民間流傳的涼補觀念，比較偏向於補氣效果較弱的參類，如參鬚、太子參、東洋參等，但這裡要強調的是，這種涼補的參類，與補陰生津的涼補藥畢竟不同。

Part 2
男女老少保健與四季養生

一・女人的保健

很多女人會認為月經有問題，就只是單純的子宮有毛病，或者以為有月經來，就理所當然的認為自己的卵巢會排卵，等到醫生診斷有不孕症時，才恍然大悟問題並不單純。事實上，子宮背後還有很多因素，都會影響到月經的正常與否。從中醫婦科學的觀點，認為女人身體的健康與否，與月經、帶下以及懷胎、產後、更年期等各個階段的調養，關係都十分密切。然而中醫更認為掌控女人生殖內分泌的臟腑、經絡雖然繁多，但總是以肝、脾、腎最為重要。

中醫的肝、脾、腎，怎樣和女人的生殖內分泌扯上關係呢?中醫認為脾胃具有生血、統血、攝血的功能，而女人的月經是氣血化生而成的，因此脾胃的虛、實、盛、衰，可以直接影響到月經的變化。而肝具有貯藏和調節血液的功能，肝氣的逆亂（亦即情緒控制不當並且引發身體的症狀）和肝血的虛實，都可以影響月經的紊亂和有無。此外腎氣的盛衰，更是和身體的生長、發育、衰老，月經的產生和斷絕，有重要的關聯。

筆者從中西醫師的角度為出發點，給關心身體健康的女性讀者一個良心的建議，如果您未曾給婦產科醫師檢查過卵巢、子宮，那麼應該撥個空，給醫師照個超音波，並且定期做子宮頸的抹片檢查，以了解局部是否有異樣。此外，也應該找乳房外科醫師，視情形的必要，做乳房超音波與乳房X光的攝影，以了解平時自己乳房的狀況，在台灣，每年因為乳癌和子宮頸癌奪走性命的女性，不在少數。另外，在月經出血量太多的女性病人身上，患有貧血的情形也很普遍，因此，也建議有這樣狀況的女性讀者，應該定期抽血檢查。如果這些相關檢查都無異狀，但總是有一些婦人方面的小毛病，不妨請中醫師開藥，調整一下虛損的相關臟腑。

女人的保健有哪些方法呢？

1.心情愉快

情緒過度的變化，對於一些婦科疾病的產生會有催化的作用，尤其那些長期處在壓力下的婦女，或有長期的精神鬱悶、憂慮過度，或是性情急躁易怒的狀況下，最容易引發中醫所謂的「肝氣鬱結」或逆亂，導致婦女出現痛經、閉經、崩漏等月經失調現象和不孕症等。因此想要當個漂亮又健康的女人，第一要件是要保持心情愉快，不要整天為一些芝麻小事太過於傷神，此外處理事情，儘量運用自己的智慧，並且好好管理自己的情緒。

2. 適度的飲食

適當的飲食，是維持人體健康不可或缺的重要因素。台灣的物質生活相當富裕，世界各地的佳餚，在台灣都可以品嚐得到，由於西風東漸，西式冰品、甜點與高油脂的食物，到處隨手可得，因此造就出不少的胖妞，而體重過胖的女性，容易影響到內分泌系統，造成中醫所謂的「痰濕型」月經失調或閉經、不孕。此外愛吃冰涼的食物，是造成現代女性產生痛經的重要原因之一，因此生理期當中，有痛經困擾的女性讀者，絕對禁止吃冰，其他時間也是以少吃冰冷的東西為宜。

另外有一群患者，與胖妞相反，她們不但吃得太少，吃東西也是有一餐沒一餐的，這種情形常出現在節食，尤其是吃減肥藥的女性病人身上，或是全心照顧小孩的新手媽媽身上，這種不當的飲食，會有損中醫所謂「脾胃」的功能，不僅使得消化系統出現障礙，也常常會導致她們的月經量越來越少，甚至根本不來月經。

近年當紅的中藥減肥茶，將在下一節「男人的保健」中詳細分析利弊，以供讀者參考。

3. 適度的運動

居住在台灣的居民，似乎對於吃很有興趣，卻特別的不愛運動，尤其一些忙碌的婦女，從來就沒有運動的習慣，這也是造就現代的女性容易罹患痛經的重要因素之一，因此平常保持適度的運動，對於減少痛經很有幫助。相反的，如果在經期當中有血崩的現象，或是懷孕的時候出現流產、早產的現象，或是婦女有子宮下垂的情形時，則不宜做太過於劇烈的活動或重體力的勞動。

4.適度而且安全的性生活

台灣青少年的性知識雖然很貧乏，但是他們的性行為卻很活躍，在此並不討論道德的問題，但是從醫師的觀點而言，女性年齡越小從事性行為，或是性伴侶越多越複雜，不只罹患性病的機會大增，以後得到子宮頸癌的機會，也是正常婦女的好幾倍，因此女性朋友在做愛做的事時，請先做好保護的措施。此外筆者也發現，那些從事特種行業的婦女，或者常常墮胎的女人，發現她們腎氣虧損、氣血兩虛的情形相當嚴重，不僅容易月經失調，還常常合併有腰酸背痛、下腹部酸軟無力、白帶過多、臉色晦暗、嘴唇蒼白、皮膚沒有光澤，甚至造成日後不孕等症狀。因此，適度、安全而且心中有愛的性生活，可以讓女人更美麗，但是過度縱慾、不安全或是不愉快的性行為，反而對女人的容貌和健康，是一大傷害。

女性朋友如果能夠注意以上幾點的觀念，應當能夠減少一些婦女疾病的發生。此外對於一些常見又不嚴重的痛經，不妨在中醫師的評估下，於月經來潮的第一天，就開始喝生化湯茶包，一般人對生化湯的印象，以為只有在剛生產過後才可以喝生化湯，事實上生化湯可以去瘀血生新血，不僅可以減少疼痛、治療痛經，也可以幫助子宮收縮和排出血塊。另外在月經結束後，如果體質並不特別燥熱的情形下，也可以在中醫師的建議劑量下，服用一點四物湯，對身體多少有一點幫忙，如果忙碌的您沒有時間熬藥，也有四物丸、四物沖劑，甚至四物湯的藥粉提供您選擇。

二・男人的保健

青、壯年時期，應該是每一位男性身體狀況最理想、最顛峰的階段，可是由於一些不良的嗜好、生活作息不正常、飲食習慣不健康和對意外的疏於防範，使得男人的健康指數大為下跌。台灣的男人其實可以活得再久一點、再好一點，但是他們常常疏於照顧自己，甚至死於意外，這種情形不單單只發生在勞動階級的身上，也發生在白領階級的男性身上，為什麼呢？

1.檳榔煙酒，健康大敵

台灣的檳榔文化，使得口腔癌的發生率，已經緊追在鼻咽癌之後，成為耳鼻喉科第二多的癌症，而且因為吃檳榔，所導致口腔癌的年齡層，有越來越下降的趨勢，意思就是說，有越來越多的年輕男性，因為口腔癌而喪失他們寶貴而且短暫的生命。

我曾和這些受害者談過，發現台灣的這群男人不是不知道其中的因果關係，只是很多人都心存僥倖，覺得自己絕對不會是那個倒楣鬼，或是覺得商場上交際應酬有需要，或者是職業上需要提神，再加上年紀輕輕，還不太懂得珍惜生命，滿多人會不在乎的認為死了就算了。可是真的得了癌症的時候，才發現竟然有那麼多的折磨，那種不甘心、惶恐和悔不當初的表情，全都寫在臉上。是的，如果生命都已經走到了無法挽回的地步，以前的那些藉口，是不是還那麼冠冕堂皇呢？

這其中又以口腔癌的病人，最無法接受他們的下場，因為口腔癌對人體的侵蝕，常常使得病人面目全非，醫師基於治療時的需要，很可能會割掉舌頭或半邊的下巴，然後再割下身體其他部份的皮膚和肌肉，來重建傷口，口腔也常常會發出惡臭，甚至連病人自己都無法忍受，當然，享受美食的樂趣也被完全剝奪了。而這些疾病與痛苦，其實都是可以避免的，只要你不吃檳榔，當然也不要抽煙、不過量飲酒。

2.肥胖與中藥減肥茶

過度肥胖，尤其是那些肚子胖到會下垂的男士們小心了，因為過多的脂肪，是身體健康的一大殺手。近年來，我發現青、壯年男性罹患心臟病、高血壓、腦中風、糖尿病、膽結石、痛風、關節炎、高血脂症、脂肪肝以及癌症等等疾病，有日漸增多的現象，這些情形都與飲食的不當息息相關，臨床醫師也發現，因為這些疾病引起死亡的男性年齡層，有越來越下降的趨勢。

近年來中藥減肥茶大紅大紫，減肥民眾趨之若鶩，然而其藥物的作用卻無人過問，一般用來減肥的中藥，大概有下列幾類成份：

(1)利尿藥材：如防己。在比利時因長期吃減肥的利尿中藥，造成腎功能受損的新聞，恐怕各位讀者還記憶猶新吧！其中幾點錯誤需要釐清：

◎減肥不應該利用利尿劑，那是錯誤而且不健康的治療方式。

◎防己有好幾個品種，馬兜鈴科的防己如果長期使用，對腎臟有不良影響。

◎正規的中醫師，只對有風濕痛、身體水腫的病人，才會短暫的開給這種具有利濕消腫的中藥，所以民眾也不必因噎廢食，完全排斥這一類的中藥。

(2)瀉藥：如大黃。這些藥只能暫時性把直腸末端的糞便排出，減不了身體的脂肪，長期不當使用，反而會造成腸管蠕動的異常，導致嚴重的便秘或腹瀉。

(3)消脂：如山楂。但只對血脂肪的效果較佳，如果希望身體的脂肪也一併消除，最好配合足量的運動，以及飲食熱量的控制。多數人服用山楂時會覺得食慾大增，因此服用時，一定要記得克制自己的食量。不過也並非所有具消脂作用的中藥，都會促進食慾。

筆者在此奉勸各位青、壯年的男士們，不要為了工作過度打拚，也不要過度放縱自己。這個年紀的保健重點，不在於吃什麼藥物來促進健康，而是好好規劃自己的工作、飲食與生活作息，並做好安全的防護與情緒的管理，以及定期的健康檢查。

三・老年人的保健

台灣已進入高齡化的社會，大家的平均壽命是延長了不少，但是這些老阿公、老阿嬤們很普遍的都是有病在身，真正身體硬朗的並不多，因此雖然壽命增加了，但是生活的品質並不盡如人意。到底老年人該如何做好保健的工作，才能老當益壯呢？

其實人體的衰老變化，早在老年期以前就開始了，有些人未老先衰的很嚴重，三、四十歲的中年人，看起來卻像五、六十歲的老年人，然而也有很多人把身體保養的很好，雖然已經七、八十歲仍很健朗，看起來卻像只有五、六十歲的外表。為什麼呢？

1.老年期的生理變化

首先我們要瞭解，老年期的生理會出現那些變化？

一般我們可以發現，隨著年齡的增長，身體上的毛髮，尤其是頭髮會漸漸變白、變細而且變得枯槁、容易脫落。指甲也會改變，會變得比較脆、變厚、失去光澤，並且容易在指甲面出現很多皺折。至於在皮膚、肌肉方面，可以發現皮膚的皺紋和斑點增多，而且越來越明顯，表皮變得粗糙、萎縮和失去彈性；如果這些老人的運動量不足的話，可以觀察到他們的肌肉將會越來越消瘦，或是身體脂肪太多，胖得虛有其表，這群老人們會常常覺得心悸、喘不過氣、四肢困倦無力等。

老人在骨骼牙齒方面，骨質開始變得疏鬆，脊椎彎曲呈現出駝背的模樣，稍有不慎便容易摔傷造成骨折；牙齒方面容易鬆動脫落，使得飲食的內容大受限制，因此便秘或腹瀉的情形相當普遍。此外，視力也會因為老花眼、白內障等造成模糊；兩耳因為聽神經的退化，導致聽力減退和耳鳴；舌頭的味覺也會變得不敏感，導致飲食的口味越吃越重；泌尿系統方面容易出現頻尿、夜尿增多的現象，對多產的女性而言，尿失禁出現的頻率很高，對年紀大的男性來說，因為攝護腺肥大，造成小便不暢的情形，也是很普遍的現象。

2.老年期的心理變化

老年期的心理也會出現一些變化，例如性情變得怪異、憂鬱，有時孤僻的令人難以親近，無法接受新的觀念，或是學習新的事物。此外，老人記憶力減退也很普遍，不過特別的是，他們對那些陳年舊事倒是記憶猶新、如數家珍，但是對於幾分鐘前發生的事情，卻可以忘得一乾二淨。除了健忘之外，睡眠的品質也不好，很多老人不容易入睡，或是睡著之後很多夢、半夜醒來不易再睡著、早醒等等狀況，使得老年人面對睡眠時，心裡有著很大的壓力。

3.中醫抗老化

長壽到底可不可求?從古今中外的例子來看，不論是從事體力勞動的人，或是從事腦力勞動的人，都有百歲長壽的例子。事實證明，許多老人不但能活到百歲以上，而且還能參加各種活動和從事適度的體力勞動，因此好好重視老年人的保健，不僅可以活得長久，還可以活得好。

古代人如何追求長壽呢?我們的祖先幾千年來在防治疾病、增強體質、延長壽命等方面累積了不少經驗，認為這些藥物必需具備有補益的功效以及性味平和易食等特性。而中醫各種延年益壽的學說，例如以脾胃虛弱引起的衰老；以腎虛引起的老化；以氣滯或其它病邪引起的早衰；以氣血不足、陰陽兩虛引起身體的衰弱……等等學說，都有其道理。因此之故，推崇辯証用藥來延緩衰老，形成中醫界一個很重要的觀念：也就是說，不同的人依其衰老的部位、程度及特性不同，而用藥不同，絕對不是一種靈丹妙藥就可以治百病，也不是你吃了有效的藥，別人就可以照單全收。

因此凡是中年以上之人，自覺精神體力欠佳，或有衰老表現者，都應該先請教醫師，請醫師判斷是衰老還是疾病。如果只是單純的衰老造成身體的不適，那麼還需進一步根據病人的不同症狀和體質的特點，來確定衰老的類型，並在中醫師的指導下，服用針對性較強的抗衰老方劑或藥物，絕對不要聽信街坊鄰居的推薦而擅自服藥，或者被誇大不實的廣告所迷惑。

服用補益等抗老方藥的時間，以空腹時的吸收效果最好。服用抗衰老藥方時，須注意藥物不要濫用，更不要過量，最好先從小劑量開始服用，長期漸進，不可急求速效，假以時日，自然可以改善精神和體力，達到延年益壽的目的。服用期間，也要注意生活起居、飲食、心情等，不能違背養生學的原則。

四・小兒的保健

比起幾十年之前，台灣的物質生活是富裕許多，因此這一代兒童的身高、體重的平均值，都比以前的兒童增加了，但是孩子的健康程度似乎並沒有向上提升。放眼望去，現在的兒童不是太過肥胖，就是一副瘦巴巴營養不良的樣子，身材勻稱的孩子反而少數。細心的家長們不難發現，現在的小孩有如飼料雞，不但容易被傳染疾病，而且體能也好不到那裡去，為什麼呢？

1. 小兒常見疾病

小兒一般最常見的疾病，不外乎是急性呼吸道的傳染病，如過敏性鼻炎、氣喘，皮膚方面如異位性皮膚炎、濕疹，胃腸道的疾病以及尿床等，中醫中藥對於小兒的保健，可以幫上什麼忙呢？

從中醫的觀點來說，小兒的臟腑比較嬌嫩，因此抵抗力也比較差，再加上台灣地狹人稠，人口密度相當高，只要人群當中，稍微有一點風吹草動，流行一些傳染病，小兒就很容易被感染，因此對於這種抵抗力比較差的孩子，儘量少帶到擁擠的公共場所，以免增加傳染的機會，此外，若是周圍有人患有傳染性的疾病，也應該避免接觸這類幼童，以免幼童受到波及。

所謂避免接觸，並不是光指不要觸摸，還應該了解所患的傳染病靠那一類媒介傳染，因為不同的疾病，它們的傳染模式也不盡相同，例如有些是藉由空氣傳染，有些則是藉由食物、糞便與飲水來傳播，有些則是藉由皮膚、黏膜經由直接或間接接觸來傳染。如果幼童的照顧者，已經儘量減少讓幼童暴露在被感染的環境中，可是幼童還是不斷感染，除了應該帶去醫院抽血檢查，以排除是否罹患一些特別的疾病（如白血病），如果檢查並無異狀，不妨請求中醫師，按照幼童的體質經過辨証論治，給予最適合的扶正固本的藥物，好好治療一段時間，應當會大幅降低其感染機率。

此外，這一代的兒童因為居住環境狹小，沒有足夠的空間跑跑跳跳來訓練體能，又因為課業壓力過大，中國父母對孩子的學歷期望過高，養成這一代的孩子並沒有固定運動的習慣，甚至於認為花時間運動會影響到考試的分數，而加以排斥。真是怪哉！筆者認為沒有健康的身體，就沒有應付繁重課業的本錢，話又說回來，讀書也要講求效率和方法，否則投注一大堆時間讀書，功課沒念好，身體也累垮了，豈不冤枉！

2. 吃中藥還是吃西藥？

很多家長甚至是西醫界的醫護同

仁，心中會有一個疑問：小兒感冒生病了，可以吃中藥嗎？事實上，西醫西藥傳到中國來，也不過是近一、二百年來的事情，以前的古人不照樣也是吃中藥長大的，而生活在這一世紀的台灣，亦為中西醫師的筆者認為：中、西醫各有好處。很多國人以為慢性病要吃中藥，急性病要吃西藥，這個觀念並不十分正確，事實上中醫中藥在處理某些急性上呼吸道感染，以及某些急性腸胃道疾病也很迅速、安全和有效。

大多數的上呼吸道感染，也就是俗稱的感冒，以各式各樣的病毒感染占大宗，就對抗病毒感染而言，目前的西藥並沒有什麼特別有效的良方，只能給予對症療法，減緩病人不舒服的症狀，靜待病人自己恢復，而中藥也可以達到這樣的目的，除了速度稍微慢了幾個小時之外，照樣可以治癒感冒，而且服藥後比較不會有想睡覺、胃痛、全身無力感等副作用，也不會有像西醫濫用抗生素，造成細菌有抗藥性的危機。

不過中藥對退燒、止痛的效果，的確要比西藥來得弱，而一般如果發燒的時間比較長，或是發燒的體溫比較高，甚至有抽筋、劇烈的頭痛、意識不清、身體長紅疹子，以及嚴重的嘔吐腹瀉，已經無法由口腔進食時，意味著病情可能也比較複雜，這時不妨先找西醫處理，因為有些時候可能還須進一步檢查，以判斷病情。

至於小兒其他常見的疾病，如過敏

性鼻炎、氣喘，皮膚方面如異位性皮膚炎、濕疹，以及過敏性結膜炎、尿床等，很多家長都會有相同的感覺：孩子看西醫怎麼老是治不好呢？其實這些疾病和本身的體質有關，筆者倒是建議家長們，如果情況比較嚴重時，不妨先找西醫處理，因為西藥的抗組織胺、類固醇或是支氣管擴張劑等，在救急時大部份都很有效，但是長期服用下來，副作用太多，而且病情不見得能夠減緩，因此在不那麼危急時，請中醫師針對個人的體質，好好服用一段時間能改變體質的中藥，以減少病兒發作的次數與嚴重的程度，才是治本之道。

3.有補就有效？

很多家長會聽到某某人推薦，說小孩氣管不好要吃粉光參、珠貝，甚至用冬蟲夏草來保護氣管，這種觀念是否正確呢？以中醫的觀點而言，珠貝、冬蟲夏草的藥性平和，一般人吃了大概都不會有什麼大礙，但是台灣中藥房賣出的粉光參，經過炮製磨粉後，很多人吃了都會出現口乾舌燥等燥熱的現象，因此這樣的配方只適合身體比較虛寒、嘴唇蒼白、冬天手腳冰冷的小孩，並不適合怕熱、便秘、嘴唇發紅、滿身是汗的小孩服用。

根據平時臨床上的觀察，我發現台灣的小孩大部份都很怕熱，很會流汗，這種情形在年紀越小的小孩尤其明顯，少數有寒証體質的小孩，也是多少夾雜一點熱証的情形。相對於老年人而言，大多數都很怕冷，只有少數常運動的，或是體型本來就比較壯碩的老人，才會比較怕熱，因此當怕熱的孫子輩，和怕冷的阿公阿嬤住在一起時，一場穿衣服和脫衣服，或是開冷氣與關冷氣的戰爭，便不斷的上演。

很多家長喜歡自作主張，不管自己的小孩體質是屬於那一種類型，反正有給小孩吃了調養補藥就算數，從中醫師的觀點來看這樣的家長，恐怕他們的錢和心血都白花了。因為改變體質，也是中醫的一門治療學問，自古以來，絕對沒有一種中藥，能夠讓所有的人吃了都有效，果真如此，有中藥房的老闆就夠了，何需中醫師的存在？

五・四季養生

早在幾千年以前，我們的老祖宗便已經發現：刮風、下雨、寒冷、炎熱、乾燥、潮濕，都是自然界的氣象中非常普遍的現象，中國古代的醫家在進行了長期的觀察和研究後，認為它們與人體健康的關係十分密切，為此《黃帝內經》一書總結了古人的經驗，把氣候、天氣對人體的影響，具體貫穿到生理、病理、診斷、治療、預防等各個醫療層面，從而形成了一套較為完整的氣象醫學理論。

在正常情況下，刮風、下雨、寒冷、炎熱、乾燥、潮濕等，並不是致病因素，而是稱為「六氣」，是有利於萬物生長的條件，但是當六氣發生「太過」或「不及」時，「六氣」便變成「六淫」，又稱為「六邪」，例如夏天天氣太熱，或者天氣變化太過於急遽（如早晚溫差太大），在這些情況下，它們將成為侵犯人體的致病因素，這「六邪」——中醫把它們稱為「風、寒、暑、濕、燥、火」。因此了解各個季節的特性，可以幫助我們趨吉避凶，減少某些疾病的發生。

此外《黃帝內經》也提醒我們，早上起床的時間不要恆定不變，應該隨著四季太陽出來的快慢而有所調整。例如冬季氣溫較低，尤其當寒流來襲的凌晨，感覺特別寒冷，一些老年人如果仍然像夏天時早早起床到公園運動，不僅對健康無益，甚至還容易誘發腦中風、心肌梗塞、氣喘等疾病。因此，我們建議四季當中，早上起床的時間要根據日出來做適度的調整，才合乎養生之道，所以古代醫生建議人們，春天萬物欣欣向榮，人們應該早睡早起，夏天白晝較長，人們可以稍微晚一點睡，但要早一點起床，秋天氣候涼爽乾燥，最好也是早睡早起，在冬天，尤其是寒流來的時候，人們應該早睡晚起，以避開寒冷對人體的侵襲。

台灣的四季並不是很分明，以下只是分別探討某種的氣候，特別容易造成那一類的疾病。

1.春天

◎春季多「風病」

春寒料峭，忽冷忽熱多變的氣候，最容易讓人體的抵抗力下降，因此鼻子過敏、氣喘的病號，首先發難。再加上春天這個季節裡，是各種病毒最活耀的日子，因此各式各樣的急性扁桃腺炎、上呼吸道感染、細枝氣管炎、流行性感冒等，常常在一起湊熱鬧，令人措手不及，招架不住。

這就是中醫講的：春季多「風病」。易患傷風感冒，例如「風寒」、「風熱」、「溫病」等。什麼是「風寒」、「風熱」、「溫病」呢？簡而言之，就是呼吸道的炎症反應、呼吸道的過敏反應，以及身體因著某些病毒或細菌感染，所產生的症狀。

如何預防春天少生幾場病呢？當然，如果平時抵抗力強的話，就不必擔心了，但是體弱多病的老人、小孩，還是得多注意幾項事情：一是少到公共場所，以免被傳染；平時在家最好門窗打開，保持空氣流通，可以減少病毒的濃度；出門最好帶一件薄外套，方便氣溫改變時穿脫；在周圍許多人都感冒的時候，不妨請熟識自己體質的中醫師，開一些預防病毒感染的藥草，泡成開水喝，可以降低感冒的次數與程度。

◎濕氣病

台灣的春夏之交，天氣多雨而潮濕，大家都感覺到屋子裡頭濕答答的，棉被、衣服也是濕的，讓人覺得渾身不舒服，像是精神不濟、整天昏昏欲睡、全身筋骨酸痛像似背負千斤重，甚至四肢、眼皮有浮腫的現象；而在門診中，可明顯發現腹瀉、嘔吐、胃口不好的病人大量增加，某些婦女的白帶量，更是比平常還要多得多，為什麼呢？

這就是罹患中醫的濕証，中醫認為「濕為陰邪」，好傷人之陽氣，其性重濁粘滯，故多纏綿難癒；中醫的意思是「濕邪」會阻礙人的陽氣，讓人神不清氣不爽，而且這種病若不治療，可以拖很久不會痊癒。

從中醫的觀點來說，濕邪的來源可以分為「外濕」與「內濕」。「外濕」即是濕邪從外侵犯人體，如外傷霧露、久處濕地、淋雨涉水或汗出當風；「內濕」即是濕邪從內臟所生，多因過食生冷或飲酒過度所致；由此可知，濕邪最愛侵犯人體的肌膚、筋骨、肝、膽、腸胃，以及某部分的婦人病。

很多讀者可能會問到，如果已經得了「濕症」該怎麼保健呢？假如是因為外濕的緣故（如陰雨天），造成筋骨酸痛、疲倦、頭痛、頭昏的話，除了服用適當的中藥外，也建議病人適度的使用除濕機，做運動（但須至出汗的程度，並且馬上將汗擦乾）；如果是因為內濕的原因所造成的不適，則須嚴禁生冷冰品，此外一些燥濕健脾、化濕利水、行水消腫、通淋泄濁、清熱利濕、導濕退黃（治療肝炎黃疸的一種方法）等中藥，對於病情是相當有幫助的。

2.夏天

◎太陽大，火氣更大

台灣的夏天氣候非常悶熱，室外的溫度有時高達攝氏38度，因此在烈日下工作的人們，應該多多補充水分，謹防曬傷、中暑、皮膚病、膀胱炎、泌尿道結石等，並且以自己小便的量與顏色來判斷飲用的液體是否足夠，最好喝水喝到小便的顏色呈現淡黃色，如此才表示身體的水分已經補足了，此外也可以多吃些西瓜、綠豆湯、青草茶等清暑利濕的飲料或食物，來降低因氣候造成身體上的火氣。

◎防曬工作不可少

在夏天裡，愛美的人士，可要注意防曬，尤其在早上九點到下午三點，這段時間裡的陽光最強，很容易曬黑、使皮膚老化或長黑斑，除了避免外出、塗抹防曬乳液之外，很多中藥也有養顏美容的效果，不妨就近請教中醫師，自己的體質適合那一類的中藥。

◎冬病夏治保健康

中醫有「冬病夏治」的觀念，意思是說，趁病人處於緩解期的時候，適當服用扶正固本的中藥來加強抵抗力。亦即容易在冬天發作或加重的疾病，如過敏性鼻炎、氣喘、十二指腸潰瘍等，最好在夏天便開始調養治療，如此可以降低在冬天嚴重發作的次數及程度。臨床上，常見到鼻過敏、氣喘等屬於虛寒型的患者，經過冬病夏治法，確實降低了急性發作的情形，而且感冒次數明顯減少，體質也變得比以前健壯。

3. 秋冬

◎秋天乾咳

台灣的秋天涼爽乾燥，是最舒服的季節，但是對於已經習慣潮濕的氣候的人來說，他們的鼻腔黏膜、嘴唇、口腔黏膜和皮膚，在夏秋之交就會顯得太乾燥而頻頻出狀況，比如這段期間，很多人鼻腔黏膜會因太乾燥而常流鼻血，或是鼻腔附著很多鼻屎導致鼻塞。這段期間燥咳的病人也會特別多，他們主要的抱怨是喉嚨很乾燥，怎麼喝水都解不了渴，氣管裡的痰黏得像膠水，有時候喉嚨氣管一癢起來，會引發一陣劇烈的咳嗽，這就是難纏的燥咳。

因此，秋天的保養首重黏膜皮膚的保濕，除了多喝水之外，咖啡、茶葉等利尿的食物、藥物，最好不要過度使用，以免身體更缺乏水分，此外滋陰類的中藥，或是帶有酸味的蔬菜水果，也可以達到身體保濕的效果，例如百香果汁、檸檬汁、桑椹汁、酸梅汁等，都是您不錯的選擇。

◎「陽虛」型患者的冬令進補

台灣的冬天雖然不是十分寒冷，但是對已經習慣生活在亞熱帶氣候的人們而言，卻是一項考驗，尤其是寒流來襲時，一些屬於寒証型的過敏性鼻炎、氣喘、消化道潰瘍、腦中風、心血管意外、筋骨酸痛的患者，倍覺日子難過。

冬天由於氣溫降低，因此身體水分蒸發和流汗的量會大為減少，相對的，尿液的排泄量會增加。如果您是一位怕冷的讀者，冬天常會手腳冰冷，有時在冬天裡稍微喝一點水，就會變得非常的頻尿，假如您有這種現象，表示您的「陽虛」症狀相當明顯，已達到需要治療的地步了。

因此，對於這些「陽虛」型的患者，中醫會建議在冬天適度進補，以增強這些病人對寒冷的耐受性，也可以減少疾病發作的次數和程度。至於那些怕熱，體質屬於實証的人，並不需要在冬天進補，甚至整年都不適合進補。

◎寒冬空氣要流通

此外，冬天和春天一樣，也是各種病毒、細菌繁殖散播的季節，因此雖然氣溫很低，但是也別整天緊閉門窗，最好開一點氣窗保持空氣流通，降低傳染病媒的濃度和數目，可以減少被感染的機會。最後要強調的一點是：身體的抵抗力如果夠強，又知道如何因應四季的改變，而做適度的調整，那麼四季的輪替，對身體而言，將不再是一顆定時炸彈，反而是一件賞心悅目的事。

Part 3
系統疾病的食療

一．呼吸系統——感冒

「感冒」在醫學上的正式名稱，叫做「上呼吸道感染」，是呼吸系統最常見到的疾病，每個人幾乎都有感冒的經驗，根據統計，身體健康的大人，每年感冒不會超過四次，每次感冒大多數都可以在一週內恢復。

感冒以西方醫學的觀點，是由病毒感染而來，以中國醫學的觀點，是由感受風邪（一種致病因素，並非完全指的是自然界的風）所致。每當家中有人感冒流鼻水，長輩們便會端來一杯熱騰騰的薑湯（台灣人叫做薑母茶），要我們趁熱喝才能去風邪，這樣做到底對不對？

原來中醫將感冒稱做傷風，又可大略的分為風寒型及風熱型（中醫的一種診斷名詞），薑湯對於發燒怕冷、頭痛鼻塞、嚴重流鼻水的風寒型感冒有緩解的作用，但是對於喉嚨疼痛、流黃鼻涕、咳嗽吐黃痰、口乾舌燥、聲音沙啞的風熱型感冒，並不適合，反而有害。

(1)風寒型感冒的食療

生薑3到5片，切厚一點並且把薑拍碎，也可以加幾根蔥白，症狀比較嚴重的話，還可以加上荊芥3錢（9公克）、紫蘇葉3錢（9公克）和茶葉2錢（6公克），加個2到3碗左右的水，一起下去煎煮15到20分鐘，並視個人的喜好，酌加一些紅糖。煮好時，將藥汁去渣，分數次服下，之後躺在床上蓋好棉被悶一下子，讓身體微微發汗，風寒型感冒就會隨著汗出而癒（這就好比用西藥退燒也會出汗一樣，當汗一出，燒就退了），這就是中醫的汗法（用發汗來治療疾病的一種方法），不過出完汗，一定要趕快擦乾，免得病情加重。

(2)風熱型感冒的食療

選取菊花3錢（9公克）、薄荷3錢（9公克）、桑葉2錢（6公克）、淡竹葉2錢（6公克），將以上的中藥加入4碗冷水煮沸，煮沸後改成小火，再煮個5分鐘即可熄火，將藥汁倒出，可以加一點冰糖，整日頻頻飲用。

二・皮膚系統

近些年的夏天，感覺上好像一年比一年還炎熱，氣溫甚至高到37～38度，酷熱的太陽加上悶熱的環境，這樣潮濕高溫的天氣，讓很多民眾的皮膚出現許多違章建築，尤其是小孩子，他們因為新陳代謝率比大人高，因此比大人還要怕熱，這些小孩只要稍微活動一下，便汗流浹背，整身的皮膚濕濕黏黏的，尤其是皺折處如脖子和手腳的彎曲處，常常可以發現一大片的紅疹，孩子們又癢又抓的，不時還可以發現衣服上血跡斑斑，真是讓人心疼不已。

這種潮濕又高溫的天氣，不僅讓人長濕疹、痱子、粉刺和青春痘，還會令人整天昏昏欲睡、頭痛、頭重腳輕、四肢無力、胸口悶悶的、噁心想吐、食慾不振、心煩氣躁、口乾舌燥、小便又臭又少、大便解不出來，感覺渾身不對勁，這時候，若能來一杯清涼消暑的青草茶，想必全身清爽、精神百倍！

其實做青草茶的材料不難取得，如果你是一個愛好爬山的讀者，說不定下一次，你也可以帶一點野外的青草回來親手熬汁，既消暑又有趣，而且更衛生。台灣全省各地都有青草茶，雖然每一家的配方略有不同，但是功效則是大同小異，都有清涼退火、消暑解渴，利尿通便的作用，不過這些青草茶只對於皮膚病變，是屬於中醫診斷學上濕熱型的才會奏效，飲用前應該先請教中醫師，自己的體質是否合適。

◎青草茶的成分與熬煮

成分有：桑葉（取桑椹果樹尾端的嫩葉）、咸豐草（又叫鬼針草，台語稱做「恰查某」）、車前草（又叫五斤草）、魚腥草（又叫臭臊草、蕺菜）、薄荷。

其實還有很多青草，可以用來做為青草茶的材料，在此不一一舉例。以上青草的種類，也可以根據個人口味的喜好選擇數種，適量洗滌乾淨，切好加水熬汁，煮滾後約半小時到一小時關火，最後再加入薄荷燜出味道，約數分鐘後即可去渣，加糖加冰塊。如果不喜歡喝青草茶，那麼也可以每天吃一碗綠豆苡仁湯，久而久之，您的皮膚也會漸入佳境。

三・眼睛

忙碌的現代人，整天盯著電腦工作，甚至連幼稚園的小孩，玩起電腦來也不落人後，加上都市裡居住的空間狹小，大家的休閒活動不是看書，就是看電視，用眼過度；再加上過敏性鼻炎的病人，常常會合併有眼睛過敏的情形；嚴重的空氣污染，使得戴隱形眼鏡的朋友，常常感覺眼睛很不自在，因此住在都會區裡的人眼睛有毛病，是相當普遍的現象。

這些病人通常會覺得眼睛酸澀和乾燥，而且眼睛閉起來比較舒服，此外這些人的眼睛，外觀看起來也比正常人紅一點，有時候患眼還會有灼熱感，和少量的眼屎。嚴重的時候，眼睛癢的不得了，簡直快把眼珠子給揉掉了。更誇張的是，病人即使睡得很飽，黑眼圈整天也是揮之不去，真是難為這些人。

眼科醫師通常會發現病人的結膜比較充血紅腫，除了開給病人眼藥水之外，其實很多內服的中藥對病人也相當有幫助，可以減少對眼藥水的依賴，不妨請中醫師處置。

(1)保健雙眼的食療

病人平常不妨多加飲用菊花、枸杞子泡茶當開水喝，此外平日也可以多吃些桑椹、藍莓、胡蘿蔔、南瓜等，以補充眼睛所需要的營養素。

(2)眼睛的保健操

中醫有一套「眼睛的保健操」，可以促進眼睛的血液循環，改善眼睛諸多不適的症狀，有些研究還發現這種眼睛的保健操，對假性近視的預防有所幫助。現在簡單的介紹如下：

洗臉後在眼眶附近塗抹一點乳液，或是可供按摩又不具刺激性的油類，按摩時可以採取坐位或是仰臥的方式，悉聽尊便。此時請將兩隻眼睛輕鬆的閉上，兩手的大拇指放置在兩耳的前方，雙手的食指與中指，由眉心（印堂穴）順著眉毛往太陽穴的位置按摩，做完眼眶上方的按摩之後，接著按摩眼眶下方的穴道，即由眉心順著眼眶下方往太陽穴的位置按摩，每天按摩2遍，每遍按摩眼眶上下各30次，按摩時手法宜輕緩不宜太粗暴，但是局部穴道，如睛明、攢竹、魚腰、絲竹空、瞳子、承泣、四白等穴，要有酸脹的感覺才會有療效。

四・消化系統——腹脹

在門診中，因消化系統來求診的病人，是僅次於呼吸系統佔第二多的疾病，而消化系統的症狀中，又以腹脹最為常見且容易處理。腹脹顧名思義，指的是病人自己感覺到腹部有脹滿的現象。

從解剖的觀點來說，人體在腹部裡面有許多的臟器，例如胃、十二指腸、空腸、回腸、大腸、肝膽、胰臟、脾臟、腎臟、輸尿管、膀胱、子宮、卵巢……等。當某一個器官腫大或膨脹起來，例如腫瘤，都有可能會造成腹部脹滿的感覺，如果該做的檢查，確實已排除這些異常，那麼剩下來最常見的就是消化道，即腸管的脹氣。

如果你常常因為腹脹而困擾，首先，應該先了解自己的排便情形是否順暢，如果便秘，過多的糞便堆積在體內，當然會造成腹脹，此時應該先解決便秘的問題，那麼腹脹的毛病，大多也可以迎刃而解。如果你的排便量不算少，但就是常常覺得腹脹，肚子敲起來有充滿空氣的感覺，最常見的原因，可能是胃腸的蠕動功能不佳，整條腸管脹大，不太活動，這種情形常出現在愛吃冰、愛喝冷飲的患者身上，因此要解決腹脹這樣的毛病，首先要戒除愛吃生冷的飲食習慣，此外每餐八分飽即可，不要吃的太多，造成腸胃過度的負擔，每餐之後，稍微散步一下，可以減輕脹氣，在此介紹一些食療與幫助排氣的姿勢，可以減輕您的不適。

(1)消脹健胃粥

取砂仁1錢、陳皮2錢、枳殼2錢、佛手2錢。以上4種中藥水煎取汁，並過濾藥渣，再加入白米2、3兩和適量的水，熬煮成粥，一天內分二到三次服完。

(2)消脹飲料

取乾燥橘子皮切絲2錢、玫瑰花1錢，加熱開水沖泡，當飲料喝，有消除脹氣的功效。

(3)排氣小體操

此外，懷孕婦女在生產前，如果胎位不正，婦產科醫師通常會要求病人做一種矯正胎位的姿勢，亦即讓病人趴在鋪有軟墊的床上，將臀部筆直的翹高，胸部貼在床上，並將膝蓋儘量靠近胸部併攏，使得背部與床面呈現30度的斜角，一般如果姿勢做的正確的話，應該在五分鐘之內，肛門口便會開始大量排出腸道內的空氣。

五・泌尿系統——膀胱炎

膀胱發炎是泌尿科門診中，最常見到的一種疾病，它的原因多為細菌感染所造成的。臨床上以女性病人較多，幾乎很多女人都有過膀胱發炎的經驗，尤其是夏天出門到野外遊玩，氣候炎熱使得身體大量流汗，卻因為不方便上廁所而不敢喝水，或者憋尿，因此很多人回家之後就發病啦！

罹患膀胱炎的主要症狀包括：小便時有灼熱感、頻尿、排尿疼痛、尿液混濁、尿液顏色加深、下腹部悶悶痛痛的不舒服，嚴重的時候還會合併血尿、腰酸背痛，甚至發燒，全身無力等，因此膀胱發炎雖然並不罕見，但也別等閒視之。

為什麼女性比男性更容易罹患這個疾病呢？原因之一，可能是因為女性的尿道較男性為短，比較寬且直，再加上外側尿道口相當接近肛門，因此容易被糞便污染，造成尿道、膀胱的發炎。

因此預防之道，首先應該要多喝水，但是要喝到多少cc的水才足夠呢？由於每個人流汗的程度不一，因此醫師也無法給予每個人相同的標準答案，但是有一個簡便的方法可以評估：由病人每天小便的量與顏色，來判斷當天喝水量是否足夠。比如整天解尿的次數並不多，小便的顏色比較深黃，而且排尿的總量也很少，那表示當日的飲水量相當不足，需要更加強補充水分。此外如果有尿意，應該儘早排出，千萬不要憋尿，以免細菌滋生繁殖，進而感染整個泌尿系統。

另外，也要特別提醒女性讀者，由於女性的陰道口、尿道口與肛門口非常接近，因此排泄物難免互相污染，所以最好從小就養成一個習慣，大小便後衛生紙擦拭的方向，一律由前往後擦拭，亦即由尿道口往肛門口的方向清潔，才不會將肛門附近的細菌，帶到尿道口或陰道口，而引起上行性感染。這種衛生觀念不僅要從小教育，同時對於成年女性或是為人保母者，更須牢記在心，以免一個小步驟的錯誤，而造成泌尿道的終身反覆感染。

◎預防膀胱炎食療

平常多喝一點冬瓜茶，或是將冬瓜煮成湯；此外多吃西瓜，常飲用西瓜汁；或是將整隻帶鬚的玉米煮成湯，也有不錯的保健效果。

六・手術前後的照顧

中醫早在華陀時代就有外科的技術，但時至今日，外科手術的領域，可以說完全拱手讓給西醫了，但是手術後的併發症、後遺症，以及手術後患者抵抗力大不如前，或是在短暫的時間裡，疾病又復發的情形，最令病人困擾不已，通常發生這種情形，很多外科醫師也是愛莫能助。因此在手術前後，若能給予病人適當的中醫輔助療法，可以提供手術後比較良好的生活品質。

西醫的手術，以中醫的觀點而言，是以除去病邪為主，在某些疾病，或是病人身體狀況良好的情形下，邪氣去除之後，病人的正氣自然會恢復正常。但是手術對身體而言，畢竟是一種創傷，當然也會損及人體的正氣，這種情形尤其在年老體弱，或是癌症病人同時又接受化療、電療的情形，其身體虛損的狀況會更加明顯。因此，我們常常可以發現，很多病人手術後臉色很不好看，甚至比治療前更加弱不禁風，以中醫的觀點，此乃手術後身體疏於調養氣血所致。

手術前後身體的調養，得考慮到幾個因素：例如手術的部位、手術的範圍、切除組織或器官的種類、手術時是否使用那一種特殊的器械……等等，以及病人原本的疾病與身體的狀況，離手術的時間有多久，術後這段時間，曾經服用過的中、西藥物和任何的保健食品，都應該詳盡的告知中醫師，以利中醫師開出最合乎病患的處方。

除非是緊急刀，否則手術前就可以開始服用中藥來調養身體，至於手術後何時可以開始調養身體？以中醫的觀點，並不是不可以在手術後進食的第一天就開始吃藥膳，只是因為中醫師開立手術後調養的方子中，要考慮的因素比較複雜，絕對沒有一個固定的成方，適合所有手術後的病人，因此如果患者的病情比較嚴重，還是建議請教專業的中醫師幫忙調養身體。手術後不立即服用藥膳的原因之一，也是為了避免本來就要發生的術後感染，卻因為患者吃了藥膳，而被主刀的醫師當成藉口。

不過，如果你只是動個小手術，平時身子也無大礙，而且傷口和身體也沒有感染的跡象，可以在手術前後3到7天，服用一些簡單的藥膳滋補身體，下面有個方子可以提供讀者參考：

◎藥膳配方

黃耆3錢、參鬚2錢、當歸1錢、紅棗3錢、生薑幾片、鱸魚1條，加水燉煮，喝湯吃魚肉。

七・癌症治療前後的照顧

1.化療前後的照顧

治癌的方法有很多種，以西醫的觀點來說，手術處理及放射線治療，比較著重於局部病灶，無法克服癌細胞會轉移的特性。有時即使手術再乾淨，照射再積極，只要癌細胞長到一定的大小，就很有可能會轉移到別的地方去，因此轉移出去的癌細胞，只有靠體內的免疫力來清除或抑制，或者靠外來的抗癌化學藥劑殺掉了。

使用抗癌的化學藥劑來消滅癌細胞，這種治療方式簡稱化療，由於化療的毒性遠遠超過其他藥物（因為化療不僅重創癌細胞，它對身體其他正常的組織器官，也有很強的殺傷力），因此醫生在對癌症病患使用化學治療時，都會非常小心評估病人身體的狀況。

(1)化療的副作用

化學治療的藥物有很多種，因此不同化療所造成的副作用也不盡相同，常見的情形如下：對骨髓的抑制，使白血球、紅血球、血小板減少；對胃腸道的刺激，使得病人噁心想吐、口腔炎、胃炎、胃潰瘍、腹瀉、便秘和腸子麻痺等；皮膚方面，可以造成皮膚萎縮、硬化、壞死、變黑、起水泡、濕疹、毛囊炎以及掉頭髮等；對神經系統，可以使得感覺神經異常、重聽、昏睡；對心臟而言，可以加重心臟衰竭、心臟血管意外以及造成高血壓的情形；對於肺部而言，可以造成肺部組織纖維化；也可以誘發胰臟炎、膀胱炎、生殖功能的障礙、肝臟腎臟的損傷，引起發燒或類似感冒的症狀；有些化療的藥物，甚至還可以誘發出另外一種癌症，因此在使用上一定要衡量利弊得失。

(2)中藥對癌症的治療

筆者在臨床上，常常觀察到化療後的一種現象，末期的癌症病人在化療之後，腫瘤雖然有縮小甚至消失的現象，但整個身體的狀況卻相當令人憂心，這些衰弱的病人，並未因為強力的化療而延長他們的壽命，反而因為化療對身體的摧殘，縮短了存活的時間。而另外一組病人，在正規中醫師的照顧下，不但減少了化療的副作用，整個身體機能也恢復得比較好，甚至活得比正常期限還長，為什麼會這樣？

其實評估腫瘤治療是否有效，除了檢查腫瘤本身大小、抽血檢驗某些癌症的指數之外，最重要的，就是病人是否能夠活得久更活得好。根據大陸中西醫結合雜誌的一份研究報告，觀察到大多數的化療，對於中、末期的癌症，雖然能夠使腫瘤縮小，或是使癌細胞減少，但是對患者長期的生存率而言並未提高。而中藥也有二類抗腫瘤的藥物，一類是對癌細胞有直接殺傷作用的細胞毒藥物，但這類藥物老實說，不如西藥來得強烈；另外一類中藥，則是透過中醫師對病人的辨証論治，所開出來的處方，經由對患者非特異性免疫系統的刺激，而間接抑制癌細胞的成長，服用這類藥物的病人，雖然他們體內的腫瘤並沒有縮小，但是這些腫瘤卻在病人體內相安無事，反而延長了病人的存活期。

因此中國大陸的研究人員大膽的提出三個新的論點：一、癌細胞自然生長的速度是可以改變的；二、有效的治療，並不需要將腫瘤完全消滅，尤其是在末期癌症病人的身上；三、身體對癌症治療所做出來的反應，才是最重要的，它可以決定病人最後的命運。

因此，筆者會建議病人，尤其是平常身體狀況就不太好的癌症患者，除了正規的西醫治療之外，也最好找一位專業的中醫師，依照病人當時的狀況辨証論治，給予病人最適當的中藥，做為西醫治療的一種輔助療法，而不是道聽途說迷信某種偏方，因為不同種類的癌症，與不同階段治療中的癌症，絕對沒有同一種藥方是一路吃到底的萬靈丹。

此外，筆者也要在此誠懇的呼籲西醫界的醫護人員，不要把病人吃中藥這件事情，不分青紅皂白，一律視同為亂吃偏方而予以斥責，請進一步求證中藥的來源，其實現在台灣中醫師的素質，普遍來說都很不錯，而且不乏同時具有中醫師與西醫師執照的人，有的中醫師甚至還具有西醫的專科醫師資歷呢！請西醫界的醫護人員敞開心胸，不要把治療效果不滿意的病例，怪罪於病人，說他們私底下吃中藥，延誤治療之故；而病人治療效果很好的，便沾沾自喜的認為完全是自己的功勞，其實很多癌症病人，私底下都會找中醫師求助。

老實說，如果能夠多一種方法來幫助癌症病人，而又確實對他們的壽命與生活品質大有幫助，那麼醫師為什麼要袖手旁觀呢？

2.電療前後的照顧

電療指的就是放射線治療，癌症使用放射線治療的情形相當普遍，有的癌症單獨使用放射線治療，有的疾病還得配合手術，做為術前或術後的輔助治療，某些癌症還必須合併化學治療或合併手術，這得看是得到那一種癌症、癌症發生的位置、病理組織分類、腫瘤的分期等情形而定。

放射線治療，對某些癌症有其必要性，但癌症病患在使用放射線消滅癌細胞的同時，也對身體正常的細胞產生破壞，因此免不了對人體產生副作用，使得病人治療後的生活品質相當差，此時不妨找一個專業的中醫師，在放射線治療前後和整個治療期間，適時服用一些中藥，可以將電療的傷害降到最低的程度。臨床上，我們也觀察到，那些意志力比較強、對中西醫治療配合度比較高、身體恢復的比較好而快的病人，以中醫的觀點而言，他們的正氣比較強，長期追蹤這些病人，發現腫瘤復發的機率比較低，治療後的生活品質，也比單純用西醫西藥的病人來得好。因此筆者相當強烈的認為，應該把正規的中醫師開出來的處方，列入癌症的團隊治療內的輔助療法，有別於病人道聽途說來的偏方。

◎電療的副作用與中醫療法

放射線治療頭頸部（例如鼻咽癌、口腔癌）的副作用：

①**口乾**：因為唾液腺遭到破壞，使得口水分泌大量減少，這種情形最好在一開始做電療時，就開始服用滋陰降火類的中藥煎劑，以保護口腔的唾液腺，這種治療要比西醫開給的人工唾液，來得有效；此外應該避免服用辛辣、油炸、刺激性等食物，並大量補充水分或液體。

②**喉嚨疼痛**：電療約兩周後，懸雍垂與軟顎附近的黏膜，會開始充血、潰爛、疼痛、吞嚥困難，嚴重時甚至無法靠口腔進食。此時，可以服用一點西藥的止痛、痲醉劑等來減輕痛苦，並且輔助中藥的黏膜保護劑，使這些中藥在受傷的黏膜部位，形成一層保護膜，避免吞嚥時摩擦反而更加疼痛。

③**皮膚損傷**：皮膚會產生發紅、變黑、搔癢、乾性脫皮、濕性脫皮等反應，平時應該小心清潔治療的部位，用清水清洗即可，並避免衣物過度的摩擦

或曬太陽。如果是乾性脫皮，可以塗抹中藥的紫雲膏，以保護受傷的皮膚，減少皮膚潰瘍的機率；如果是濕性脫皮，就要使用西藥治療燙傷的藥膏或是類固醇、抗生素軟膏。

放射性治療下腹部的副作用：

①**腹瀉**：此時應該多吃一些好消化又有營養的食物，例如瘦肉、蛋類等，少吃多纖維的食物，並且少量多餐，以及服用一些健脾止瀉的中藥，都有不錯的效果。

全身性的副作用：

①**倦怠感**：由於放射線治療，對身體的正常細胞，多多少少也會有損傷，此時，不妨服用一些補氣的中藥，可以增強體力。

②**食慾不振**：病人常會有噁心、嘔吐、腹脹的感覺，因此最好不要吃太油膩的食物，並且請中醫師開一些芳香健胃的藥物，以促進食慾，並且幫助消化。

八・婦科——月經流量稀少

在門診中，常可發現30到40歲的女病人，老是抱怨她們的月經量越來越少，少到一天可以只用一片衛生護墊就夠了，以中醫的觀點而言，婦女的月經量越來越少，表示身體已經在發出警訊了，有時甚至是卵巢功能提早衰竭，整個身體機能和面貌、體態急速老化的先兆。

對一般的女性來說，月經應該有正常的週期、經期、經量、經色和經質。月經的週期及經期均以出血的第一天算起。到底怎樣的月經量才是正常呢？正常月經出血的持續時間約為3～7天，在這3～7天內，經血的總量約有50～100毫升左右，月經的出血量如果太多，像水龍頭沒有關好似的嘩啦啦的流，常會導致婦女貧血，使人感覺頭暈，整天渾渾噩噩想睡覺，而且臉色蒼白、全身沒力氣。如果經量少得可憐，月經只來1、2天，用沒幾片衛生棉就結束，也是不大正常的。

中醫認為月經量少，應該與臟腑的氣血功能失調有關，原因可能是肝血不足，或是脾氣虛、腎陰虛等，正確的診斷最好請教中醫師。不過下列有幾個處方，不妨在每次月經結束後服用，可以達到保健的效果，要是服用後會有上火的現象，或是腹瀉的情形，最好請中醫師修改適合自己的配方。

◎**四物湯**（或四物丸、四物沖劑）

方劑組成：熟地黃4錢、當歸3錢、白芍3錢、川芎2錢。可以加1斤豬的排骨，或1斤雞肉等一起燉煮，味道會更鮮美。

正統四物湯的組成，總共只有4種藥物，因此叫做四物湯，劑量可以視情形增減，這樣的配方補血效果比較好。不過很多菜市場，或是超市賣的四物湯，都不是這樣的配方，他們常常還會再加些枸杞、紅棗，有時連黃耆都加進去了，但是四物湯原本的4種藥物份量卻減少了，因此他們賣的四物湯、八珍湯，甚至是十全大補湯，喝起來的味道都有一點相似。當然，如果你只是要求口感好吃的話，倒也無可厚非，但是如果以為四物湯本來就該那副模樣，這種觀念恐怕應該修正一下。

筆者的診所也有提供四物湯，總共4味藥，提供給有需要的病人購買，卻常見到患者歪著頭，以懷疑的眼光問：這是四物湯嗎？真是讓身為中醫師的我啼笑皆非！不過服用後的患者，都覺得這樣的配方比較貨真價實，不但湯汁濃郁，味道香醇，而且療效也比較強。

九・兒科——惱人的小兒厭食症

炎炎夏日，很多人都沒有胃口，但小孩子是未來國家的主人翁，這些小寶貝不吃飯，恐怕是很多父母及幼稚園老師的惡夢，孩子往往一口飯含在嘴巴，久久不肯吞下去，不然就是一頓飯要餵1、2個小時，令人傷透腦筋。孩子為什麼不肯吃飯呢？煩惱的師長，可以先從以下幾點的可能性，逐一檢視：

・三餐菜餚是否變化多多，而且是孩子愛吃的食物？
・是否要求孩子吃太多？
・飯前是否吃太多的零食？
・吃飯時氣氛是否和諧，還是邊打罵邊吃飯？
・吃飯時是否專心，還是邊吃飯邊看電視？

如果並無以上五點的困擾，孩子仍舊提不起興趣吃飯，甚至每當吃飯的時間到了，孩子就會喊肚子痛，或是嬰幼兒看到奶瓶反而會哭泣，那麼做父母師長的可能要注意了，孩子的消化系統可能有生理上的問題，撇開重大疾病如癌症治療造成的厭食不談，孩子如果常感冒、或吃了太多的消炎藥，也會造成食慾不振、胃痛或腹瀉。以中醫的觀點而言，如果沒有其它內臟的疾病的緣故，大概都和「脾胃」脫不了關係。（中醫的「脾」與西醫的「脾臟」，在解剖位置與生理功能上是大不相同的。中醫的「脾」講的是消化系統，和肝膽腸胃、氣血運行比較有密切的關係；而西醫的「脾臟」和消化系統較無關，和免疫及造血系統的關係比較大，將於第四章詳述。）

孩子不吃飯，在中醫的診斷上還可以再細分如下：

(1)脾失健運型：

這型的孩子以腹脹為主，常可以發現瘦小的身體，卻有一顆啤酒肚，肚子敲起來有砰砰的聲音，小病人不僅不愛吃飯，若強迫進食，有時還會噁心、嘔吐，放屁的味道也比較臭，觀察這些小朋友的舌苔，會發現比較厚膩。

(2)脾胃氣虛型：

這型的孩子較容易腹瀉，精神體力也較差，若勉強多吃一點，或吃一些較難消化的食物，不僅容易軟便，大便也容易夾雜食物殘渣，如未消化完全的菜葉等。這類小病人通常臉色不佳、嘴唇蒼白，也有的小孩特別容易流口水，或是容易感冒。

(3)胃陰不足型：

這型的孩子比較容易口渴，他們寧可喝飲料也不肯吃飯，這類小病人通常嘴唇較紅而乾燥、有時還會口臭、便祕。

臨床上很多小孩是屬於混合型，或其它較少見的類型，你的寶貝是屬於那一型，恐怕需要中醫師詳細診斷，再對症下藥。這類整腸健胃、促進食慾的中藥都非常的安全，它既不是類固醇，也不是荷爾蒙或生長激素等藥物，而是徹底改善失調的消化系統，通常服用數週後，即可明顯改善食慾不振的情形，一旦寶貝胃口變好，能接納的食物將較為豐富，而營養的吸收也會相對提高，自然大幅改善孩童的抵抗力，減少感冒、被傳染的次數。老實說，照顧好孩子的胃口，可以省卻很多家長與老師的煩惱。

Part 4
常見的錯誤觀念

一・中醫的「肝」＝西醫的「肝」？

這是中醫、西醫與病人三者之間，最容易引起爭執的一個問題。最常見到的情形是病人去看中醫，經過望、聞、問、切之後，中醫師說是「肝」不好，於是緊張兮兮的病人，立刻跑到檢驗所或西醫的醫院抽血檢查，甚至連肝臟的超音波都做了，結果「肝臟」一切正常，使得西醫覺得中醫「莫名其妙」，但是病人所吃的中藥卻又確實改善身體上諸多不適的症狀。這些身體上的不適，有時甚至是西醫檢查不出來，或是不知道怎麼診斷的疾病。吃中藥反而有效的原因到底出在那裡呢？

原來中醫的「肝」與西醫的「肝」，定義上大不相同。西醫的「肝」，指的是消化系統的「肝臟」，中醫的「肝」範圍要比與西醫的「肝臟」大得多，因此中醫師會跟病人解釋是「肝」有問題，不是「肝臟」有問題。

中醫的「肝」，主筋與爪，古人所說的「筋」，除了指關節周圍的韌帶、滑膜外，還包括神經的功能在內，此種觀點在針灸學的理論上，是非常重要的；此外並且認為「肝開竅於目」，因此在眼科的治療學上，中醫的「肝」佔有舉足輕重的地位。中醫的「肝」，其主要的生理功能有兩個方面，一是主藏血，二是主疏泄。

1.「肝」主藏血

(1)生理功能：

什麼是「肝主藏血」？意思是說，肝具有貯藏血液和調節血量的功能，能夠根據人體活動或者是休息時的需要，供應血液於全身，或者藏血於肝臟，以維持人體正常的生理活動。

(2)失調的臨床症狀：

①肝血不足：假如是因為「肝血不足」，會出現面色萎黃如貧血症，兩眼昏花，視力模糊或夜盲症，肌肉容易震顫如巴金森氏症，四肢容易抽筋或發麻，指甲沒有光澤，甚至多出很多縐折或是變形脆裂，此外睡眠也不安穩，常常做夢或是說夢話，膽小容易受驚嚇，甚至夢遊等，如果是婦女的話，還會造成月經量少，甚至月經不來等現象。

②肝陰不足、肝經風熱：假如是因為「肝陰不足」，會導致兩眼乾澀。如果是「肝經風熱」，會發現眼睛充血，而且又癢又痛，如結膜炎等。

③肝火旺、肝風內動：如果是「肝火旺」，病人可能會出現口臭口苦、喉嚨乾燥、小便黃、大便秘、頭痛、臉色脹紅，甚至長青春痘、頭皮屑等。如果是「肝風內動」，病人還會出現四肢抽搐、牙關緊閉、腳弓反張、目斜上吊等，如常見到小孩子的發熱性

痙攣，癲癇，急性腦膜炎、破傷風等都屬於肝風的範疇，相當於西醫神經系統方面的毛病。

2.「肝」主疏泄

(1)生理功能：

什麼是「肝主疏泄」呢？意思是說，肝具有疏通氣血，以保持人體情志活動的正常，並有通調水道和協助消化食物的功能。協助脾胃（中醫的消化系統，即西醫的胃腸）消化食物這一點，倒是與西醫肝臟的功能大致相同。

(2)失調的臨床症狀：

①**疏泄不及或太過**：如果是肝氣疏泄不及，即「肝氣鬱結」，會導致病人在情緒方面多愁善感，悶悶不樂，常常嘆息，懷疑心重，甚至有悲傷欲哭的情形。在身體方面則造成胸脅肋骨處脹滿疼痛，胸悶痛而且喘不過氣來，或者咽喉如有異物梗塞，食慾欠佳和月經不調等症狀。

如果是肝氣疏泄太過，會導致病人在情緒方面處於亢奮狀態，病人比較急躁易怒，容易失眠頭痛，頭暈目眩，眼睛充血，常常胃痛以及兩脅處疼痛，嚴重的病人還會吐血、流鼻血呢！

②**通調水道及消化食物異常**：通調水道的功能如果異常的話，會造成氣滯血瘀，阻礙身體內水分的正常分布，臨床上常見肝硬化導致的腹水，或其他非心臟、腎臟導致的不明原因水腫。

協助消化食物的功能如果失調的話，可能出現反胃噯氣，腹部脹滿或疼痛，食慾不振，大便稀軟，嚴重時甚至會出現肝部疼痛，嘔吐，口乾口苦，眼睛黃、皮膚黃等黃疸的症狀。

由此可知，消化功能只是中醫「肝」的一小部份功能，事實上中醫的「肝」，是一個多功能的臟器，它涵括西醫的肝臟以及眼睛、神經、精神、血液、循環、內分泌等系統的部分功能。

中醫把「肝」的疾病區分的這樣詳細，當然是和它用藥治療的分類有關。所以，中醫也是一套有系統的學問，一門科學。中醫如同其他科學，有其專有名詞，需要人們更進一步的了解，當然也會有一些過時的理論，必須加以選擇。期盼本書能增進大家對中醫一些基本理論的了解，不要再因為誤解而否定中醫，甚至排斥中醫。

二・中醫的「腎」＝西醫的「腎」？

這也是中醫、西醫與病人三者之間，僅次於「肝」最容易引起爭執的一個問題。最常見到的情形是病人去看中醫，經過望、聞、問、切之後，中醫師說是「腎」不好或是「腎虧」，於是緊張兮兮的病人，立刻跑到檢驗所或西醫的醫院抽血和檢查小便，甚至連腎臟的超音波、X光都做了，結果「腎臟」一切正常，使得西醫覺得中醫莫名其妙，而中醫也覺得患者渾身不舒服，「腎虛」這麼明顯，西醫居然看不出所以然來？還告訴病人一切正常，真是匪夷所思！原因到底出在那裡呢？

原來中醫的「腎」與西醫的「腎臟」，定義上大不相同。西醫的「腎」，指的是泌尿系統的「腎臟」，中醫的「腎」範圍要比與西醫的「腎臟」大得多，因此中醫師會跟病人解釋是「腎」有問題，不是「腎臟」有問題。中醫的「腎」功能有那些呢？中醫的「腎」如果有毛病，會出現什麼樣的症狀呢？

中醫的「腎」主藏精，主水液，主納氣，主骨生髓，上通於腦，其華在髮，開竅於耳。腎在中醫的臟腑學說（類似西醫的生理病理學）中，佔有很重要的地位，中醫認為「腎是生命之根」、

「腎為先天之本」，有主宰生命的作用。腎的功能極多，大致可以區分為腎陰、腎陽兩方面，腎陰對人體各臟腑組織，起著濡潤、滋養的作用；腎陽則對人體各臟腑組織，起著溫煦和生化的作用。腎陰和腎陽，與人體的生長、發育、生殖等各項功能關係密切，它除了具有泌尿系統的功能之外，還與神經、骨骼、造血、生殖、免疫、內分泌等系統有關。

1.「腎」主藏精

(1)生理功能

中醫認為「腎主藏精」，此「精」即人體「精華」的意思，可以大概地分類如下：一是指此「精」乃先天之精，稟受於父母，人類賴此功能正常，才得以健全的生長和發育，和現代醫學的基因、遺傳等觀念相仿；其二是指此「精」乃生殖之精，有掌管男性精子、女性卵子的功能，藉以繁殖後代，與現代的生殖醫學相關；其三意指此「精」乃臟腑之精，可以將血液中循環的物質，透過腎臟重新吸收的結果，將營養素留住在體內，再度供應全身其他器官的需要，另外將血液中的廢棄物藉由尿液來排出，此種功能與現代醫學的腎臟相當。

(2)失調的臨床症狀

①腎虧：當發生腎虧時，如果是小兒，會發現病童生長發育遲緩，或患有染色體異常的疾病；如果是大人，會出現一系列未老先衰的症狀，例如腰酸

背痛、明顯的掉頭髮、重聽耳鳴、牙齒鬆動、記憶力減退、性功能低下，在女性甚至可以出現卵巢功能提早衰竭等現象。有些中醫會告訴病人，他們的身體已經呈現「腎虧」（即腎精虧損）的狀況了，指的就是這種未老先衰的現象。

②**腎陰虛**：腎陰虛是在腎精虧損的狀況下，加上虛火過旺，因此除了腎精虧損已有的症狀之外，還容易出現頭暈目眩、潮熱盜汗、怕熱、身體消瘦，甚至會出現男子遺精，女子夢交等症狀。

③**腎陰陽兩虛**：這類患者久病之後，常常會發生腎陰陽兩虛的現象，因此連病人自己都會觀察到，他們的身體比一般人更怕冷，也比正常人更不耐熱，但是當長期投予補腎藥之後，這些惱人的症狀不但大幅改善，還發現有很明顯的抗衰老的作用。由此可知，補腎的原理，可以大幅改善人類的生殖內分泌系統，以及在老年時期的生理功能。

2.「腎」主水液

(1)生理功能

中醫認為「腎主水液」，又是怎麼一回事呢?中醫認為腎對水液的代謝包括兩個方面：一是將飲食而來的水分，或是「腎臟」重新吸收的水分，輸送到全身去，一小部份並轉化成人體的津液（指人體內正常的水液，如淚液、唾液、腸液、關節液等），以補充血液容量，和滋養五臟六腑、組織器官的作用。

「腎主水液」的另一個作用，是將各臟腑、組織器官利用後的水分（包括身體的代謝廢物），轉變為汗液和尿液之後，排出體外。

(2)失調的臨床症狀

當身體津液不足，如某些免疫疾病像是乾燥症候群（Sjogren Syndrome），病人會出現眼睛乾燥（乾眼症）、口腔乾燥、鼻腔乾燥，甚至頭髮和皮膚都很乾燥的現象，此時從中醫「腎」的觀點來考量這類的病人，或許可以補足西醫在治療上的盲點。另外當「腎主水液」的功能異常，病人有可能會出現水腫的現象，不過所有的中西醫都知道，當身體出現水腫的情形時，不見得一定就是腎臟有毛病，一定要再做進一步相關的檢查，以供鑑別診斷。

3.「腎」主納氣

(1)生理功能

中醫認為「腎主納氣」，意思是說，人體的呼吸功能雖然是由「肺臟」所主，但是中醫認為吸入之氣，必須下達於腎，這就好比練氣功，或是練太極拳時，必須練習腹式呼吸法，並且要意守丹田，也唯有肺和腎的功能正常，呼吸系統較不易出毛病。

(2)失調的臨床症狀

這種觀念應用在治療呼吸系統的慢性疾病時，有一定的療效，例如台灣有很多氣喘、慢性支氣管炎、慢性阻塞性肺氣腫的病人，中醫根據「發作時治肺，緩解時治腎」的原則，減少了很多病人復發的機率，也減緩了再發作時的嚴重程度。因此筆者建議這類的病人，在急性嚴重發作的時候，不妨先用西藥治標，但在緩解期時，則不妨服用中藥治本。

4.「腎」主骨生髓

(1)生理功能

腎臟可以分泌促紅血球生成因子，簡稱REF，REF經過一系列的轉化，可以刺激骨髓加緊製造紅血球，而雄性素可以使REF的分泌量增加，造成「主骨生髓」。

(2)失調的臨床症狀

老年人的腰酸背痛，大多數中醫師會下一個診斷，即「腎虛腰痛」，病人在吃了補腎的中藥之後，也確實大大的緩解。另外西醫在治療骨質疏鬆症時，會開一些性荷爾蒙製劑給病人，從中醫的觀點來看，這些性荷爾蒙製劑其實就是一種補腎藥。在治療再生不良性貧血這種血液疾病時，中藥會使用如鹿茸、仙靈脾等補腎陽的中藥來改善造血功能，西醫則會選擇男性荷爾蒙來加強療效，西醫雖然沒有像中醫這樣強調「腎主骨生髓」的理論，但在治療上竟然有「異曲同工」之妙，每每令我佩服先人的智慧。

5.「腎」上通於腦，其華在髮

(1)生理功能

記得幾年前，衛生署有一篇研究計畫，結論是中藥的六味地黃丸，有補腦健腦的作用，可以增強腦部的記憶力，預防老年癡呆症，於是市面上的六味地黃丸供不應求。其實大部份的補腎藥也都有補腦的作用，還有抗老化和治療酸痛的效果，而中藥的補腦補腎藥，多的如過江之鯽，也不是只有六味地黃丸一種而已。臨床上常常可以觀察到，凡是腎氣強的人，不僅耳聰目明，同時還會擁有一頭烏黑亮麗的秀髮呢！所以中醫學提到「腎氣上通於腦，其華在髮」，不是沒有道理的。

6.「腎」開竅於耳

(1)生理功能

中醫學提到「腎開竅於耳」，認為耳的聽覺功能靈敏與否，與腎氣的盛衰有密切關係，這當然不是指所有的耳朵疾病，都與中醫的腎或西醫的腎臟有關，但是中醫發現到內耳的聽覺神經和腎有關，頗令生活在現代的我輩，感到驚奇不已！因為西醫直到最近的幾十年，才發現到某些遺傳疾病，或是染色體異常的小孩，當他們檢查到病兒耳朵異常的同時，也發現到這些孩童的腎臟並不健全。

(2)失調的臨床症狀

罹患Alport Syndrome 的小孩，這是

一種自體顯性遺傳的疾病，病童會發生漸進式的感音性重聽，同時發生血尿、顏面水腫等腎臟病變，最後通常在青年期便死於尿毒症。此外在使用一些對腎臟有毒性的抗生素時，如胺基配醣體（Aminoglycoside）時，也得小心這些抗生素對耳朵的毒害（包括聽覺和平衡的功能）。

因此，中醫學的理論，是不是也有它獨到之處呢？中醫學比較傾向於功能醫學，西醫則比較傾向於解剖醫學，兩者之間的確有很多不同之處，但是平心而論，中醫學與西醫學各有其優點與缺點，沒有一種醫學是十全十美。期盼這本書，能澄清大家對中西醫學之間，一些常見而且容易被混淆的觀念。

三・中醫的「脾」＝西醫的「脾」？

民眾對中醫的「脾」所代表的意義，其接受和認知的程度恐怕較西醫界還高，因為舉凡小兒的食慾不振、面黃肌瘦、長期腹瀉等症狀，家長們都會要求中醫師，開一點「開脾」（台語）的中藥。由此可知，中醫的「脾」與消化功能關係密切。

中醫的「脾」與西醫的「脾臟」，定義上可是不大相同的喲！西醫的「脾臟」，即「Spleen」，可以算是一種淋巴器官，因為它可以產生淋巴球與單核球，並含有可以製造抗體的漿細胞（Plasma Cell）。此外脾臟也是網狀內皮系統的一部份，它能抓住循環中衰老的紅血球，再加以破壞清除。另外，脾臟也是人體的一個備用的造血工廠，在正常的情形下，當我們出生之後，身體的造血功能是由骨髓來負責，萬一骨髓發生病變，無法發揮造血功能時，脾臟和肝臟將重新製造紅血球。在某些病理情況下，脾臟會過量的清除體內的血小板，有時甚至連紅血球、白血球也會被大量的破壞，此種疾病稱為「脾臟機能亢進」，西醫有時會藉著切除脾臟，來治療這種疾病。

中醫的「脾」要比與西醫的「脾臟」

複雜得多。中醫的「脾」除了與消化有關之外，還有那些功能呢？中醫的「脾」如果出毛病，會出現什麼樣的症狀呢？

中醫的「脾」，與「胃」相表裡，主肌肉與四肢，開竅於口，其華在唇。「脾」的重要功能為主運化和主統血，在情志方面，憂思可以傷脾。中醫認為「脾為後天之本，腎為先天之本」，所謂「脾為後天之本」的意思，即是強調如果脾胃功能正常，而且飲食均衡，則全身五臟六腑和經絡氣血都會跟著旺盛，那麼人體會比較少生病，也比較容易長壽。而事實上，臨床觀察到大多數長壽的人瑞，他們的脾胃功能和食慾，確實是比那些多病的老人好。因此讀者如果希望自己能夠長命百歲，首先，一定要調養好自己的「脾胃」。

1.「脾」主運化、主統血

(1)生理功能

脾具有掌管食物的消化、吸收和運送各種營養物質的功能，以及水液的吸收、運送和排泄，這就是「主運化」；什麼是「主統血」呢？脾除了具有生血的功能之外，尚有控制血液在血管內運行，不致於滲漏到血管之外，或出現在其他不該出現的地方之功能。

(2)失調的臨床症狀

當「脾不健運」，亦即「脾主運化」的功能不好時，身體便容易出現食慾不振、腹脹、腹痛、腹瀉、水腫、婦女白帶過多、疲倦、消瘦等諸多症狀，此時若不治療，日久之後，更容易產生貧血、心悸、頭暈目眩、血枯經閉（婦女月經量少甚至不來）、四肢冰冷、臉色不佳、久瀉脫肛、子宮下垂、胃下垂以及其他內臟下垂等情形。

如果「脾主統血」的功能出現障礙，病人會發生便血、尿血、吐血、牙齦出血、皮下出血和經血過多等現象，這種情形可以出現在西方醫學的某些疾病，例如消化道出血、某類的血液疾病、原發性血小板減少性紫斑、功能失調性子宮出血和某種血管疾病，中醫的「脾主統血」此一觀點，與西醫對脾臟的認識，比較接近。不過西醫的這些疾病必須同時出現脾虛的症狀，才能根據「脾主統血」的理論，施予健脾的中藥加以治療。

2.「脾」主肌肉與四肢

臨床上常可以發現，病人因為營養不良、重症肌無力或是一些肌肉萎縮症的原因，造成病人肌肉消瘦、痿軟無力時（中醫稱為痿症），這時應用「脾主肌肉與四肢」的理論，給予病人服用健脾的藥物，可以獲得一定的療效。

3.「脾」主口與唇

此外中醫認為「脾主口與唇」，因此發生「脾虛」時，則口腔淡而無味；「脾胃有積熱」則口苦、口酸、口臭、口腔潰瘍；「脾胃濕熱」則口中發甜，舌苔變厚而且帶有黏膩澀滯的感覺。所以脾不只與味覺有關，還與嘴唇的顏色和潤澤程度有關，當脾氣健運則氣血充足，嘴唇自然紅潤有光澤；如果脾不健運而且氣虛血少，那麼嘴唇的顏色自然蒼白不好看。

4.憂思可以傷「脾」

大家都聽過「身心症」這個名詞，意思是說，情緒上的問題與身體上的症狀會互相影響。中醫老早就注意到這個問題，因此提出憂思可以傷「脾」的看法，發現當病人過度煩惱或憂慮時，會使得人體的氣機不順，引起脾胃的升降功能失調，造成食慾不振、胸悶、腹脹、頭痛、兩太陽穴的地方緊繃、脖子僵硬、肩膀酸痛、咽喉堵塞並有異物感等。

由此可知，消化功能只是中醫「脾」的一小部份作為，事實上中醫的「脾」，是一個多功能的臟器，它還包括西醫的胰臟以及神經、精神、血液、循環、內分泌等系統的部分功能。

很多婦女常常會有白帶的困擾，尤其是吃了一些寒性的蔬果後，透明的白帶會更加明顯，但是給婦產科醫師檢查之後，並沒有發現有發炎的現象，此時給予健脾利濕的中藥，常會有很好的療效。其他如小兒的食慾不振，接受化療的癌症病人，大人的功能性腹瀉，一些不明原因的肌肉萎縮或肌肉無力的患者，運用健脾的理論，常能大有斬獲。

四・西醫的「貧血」＝中醫的「血虛」？

很多女病人，因為頭昏、月經量少而求診於中醫，看完病後，中醫師會告訴她們患有「血虛」或「欠血」（台語），要她們於月經結束後，稍微吃一點四物湯補補血，做為輔助治療。當這些患者，下次來看我的門診時，她們便會直接了當的告訴我，上一個醫師說她患有「貧血」，於是乎中醫的「血虛」，便被病人理所當然的轉述成西醫的「貧血」!?

到底西醫的「貧血」，和中醫的「欠血」（即血虛），這兩個說法有沒有不一樣？

1.定義

首先，我們要先瞭解兩者定義上的差別。

西醫認為「貧血」所衍生出來的症狀，其實是因血液中紅血球攜帶氧氣的能力降低所致，根據西方醫學給貧血下的定義：假若一個成年人在海平面的高度，其血中紅血球量男性小於450萬／uL、女性小於400萬／uL，血紅素男性小於14克／dL、女性小於12克／dL的情形，就要懷疑是貧血了，因此要診斷「貧血」，比較正確的方法是先要抽血，抽血確定貧血存在之後，再繼續追查引起貧血的原因。切勿因為自己常頭暈，或臉色不好，就妄自下診斷，認為自己患有「貧血」。

什麼是「血虛」呢？中醫「血虛」指的是一組症候群，會使我們的身體表現出臉色蒼白或萎黃……等症狀，這就是中醫所謂的「血虛」。

2.氣血的生理功能

中醫講到「血」，就一定要提到「氣」，中醫認為氣和血是構成機體的基本物質。氣屬陽，血屬陰；氣為動力，血為基礎。簡單的說，氣對人體生命活動有推動和溫煦等作用；血是經脈中流行的紅色液體，血在氣的推動下，內至五臟六腑，外達皮膚肉筋骨，循行全身，對全身組織器官起著營養和滋潤的作用。中國醫學認為血的運行由心所主，血液的生成及統攝有賴於脾（非西醫的脾臟）氣的健旺，血的貯藏及調節則有賴於肝（非西醫的肝臟），而腎（非西醫的腎臟）主骨生髓，為造血之根本。所以血病的病機常和心、肝、脾、腎等臟有密切的關係，因此中醫在治療貧血的病人時，不是只有單純的補血，有時還要補其他臟腑的氣不足。

3.臨床症狀

「貧血」的臨床表現與「血虛証」的症狀頗為類似，究竟中醫的「血虛証」是否指的就是西醫的「貧血」呢？事實上西方醫學所謂的「貧血」並不完全等於中醫的「血虛」。臨床上可以發現，患有中醫「血虛証」的病人，抽血檢查後，發現自己的血紅素並沒有下降；而罹患西醫「貧血」的病人，也不見得會頭暈，或出現如中醫「血虛証」的諸多症狀，這得視病人貧血的程度，與發生時間的長短而定。

不過臨床上可以發現的是，當貧血愈嚴重，即血紅素降的愈低（當Hb小於9以下），則「貧血」與「血虛」証兩者的關係會愈密切。當身體發生單純而且嚴重的貧血時，我們的身體會產生一些代償反應及變化，比如心跳增強、心跳次數增加、血液黏稠度降低、心臟擴大、或是大的收縮期雜音、甚至舒張期雜音。因此我們的身體會表現出臉色蒼白或萎黃，唇色淡白，爪甲蒼白，頭暈眼花，心悸，身體消瘦，手足麻木，健忘易驚，失眠多夢，舌淡苔白，脈細無力……等症狀，這就是中醫所謂的「血虛証」。

「血虛証」是中醫虛証分類中，一個很重要的診斷名詞，治療上有名的方子如：四物湯、聖愈湯、八珍湯、歸脾湯、當歸補血湯……等，臨床上用藥應該根據臟腑辨証與病情的輕重做適度的調整。

下一次再有人告訴你，他患有貧血，應該多問他一句「你怎麼知道的」？

Part 5
如何利用蔬果改善健康？

一・西瓜【天然白虎湯】

西瓜可以說是台灣夏季裡最受歡迎的水果，其種類繁多，有皮薄的，有皮厚的，有黃肉也有紅肉的，有長橢圓形的也有圓球狀的，但總以味道香甜，質地堅實多汁的品質較好。

◎營養成分：

西瓜含有蛋白質、糖類、維他命B2、C和鈣、磷、鐵、鉀、谷氨酸、瓜氨酸等。

◎屬性甘寒，可治療：

(1)夏天因氣候炎熱，人們流汗過多，導致煩躁口渴、頭昏腦脹、神疲乏力的情形，可以多吃一點西瓜，以緩解類似中暑這種不適的症狀，所以西瓜為消暑聖品。

(2)西瓜素有「天然白虎湯」之稱，可以治療中醫所謂「大渴、大熱、大汗、脈洪大」等「白虎湯」四大症狀，因此臨床上可以治療外感屬於實熱証型的疾病，用來退燒降低體溫，做為其他中藥的輔助用藥，大人一次西瓜的服用量約半斤，一日2到3次，如果喉嚨痛吃不下，可以打成果汁。

(3)有利尿的作用，可以減輕身體的水腫。

(4)可以治療咽喉腫痛、口舌生瘡、便

秘、痔瘡出血、肝炎、腎炎等。

◎**用量：**

與體重的多寡，疾病的嚴重性以及火氣大的程度有關。

◎**注意事項：**

(1)體質屬於虛寒型的患者不宜食用，尤其是平常就患有胃寒的人，更不宜在睡覺前還吃大量的冰西瓜，否則很可能會胃痛得受不了，或是整夜一直起來上廁所小便。

(2)不要吃腐敗變質，以及打開後放置過久的西瓜，以免引起腸胃不適。

(3)懷孕後期如果有早產的跡象，西瓜最好不要吃的太多。

(4)患有氣喘或鼻子過敏的病人，如果吃了西瓜會誘發病情加重的話，最好對西瓜敬而遠之。

二・梨子【天生甘露】

梨子可以說是台灣產的水果當中，少數身價最高貴的一種水果，常被當成送禮的饋贈品。梨子的種類繁多，有皮薄的，有皮厚的，有黃皮也有褐色皮的，有卵圓形的也有圓球狀，但總以味道香甜，肉質細嫩多汁的品質較好。

◎**營養成分：**

梨子含有蘋果酸、檸檬酸、果糖、葡萄糖、蔗糖、蛋白質、維他命B、C和礦物質等。

◎**屬性寒涼，可治療：**

(1)肺熱咳嗽：人們因某一種呼吸道感染，產生燥熱性咳嗽，導致煩躁口渴、咽喉疼痛、痰黃黏稠不易咳出，甚至痰中帶血絲的情形，可以多吃一點梨子止咳化痰，以緩解這種氣管發炎的症狀。

(2)梨子可以治療慢性咽喉炎，減輕因講話過多或是抽煙所造成的聲音沙啞、喉嚨乾燥疼痛、咽喉中老是有痰等症狀。

(3)梨子還有降壓和保肝的作用，可以減緩血壓上升及改善肝臟發炎的情形。

◎**用量：**

(1)與體重的多寡，疾病的嚴重性以及火氣大小的程度有關。

(2)可以直接生吃，清熱潤肺的療效更好，但是脾胃虛寒的讀者，不妨加入中藥一起燉服，可以減少梨子的寒性，方法如下：取大梨1個，去皮（如果確定果皮沒有農藥殘留，最好連皮一起吃），並挖空去心，裝入川貝粉1錢或苦杏仁1錢，蒸熟後喝湯汁並吃果肉。

◎注意事項：

(1)咳嗽以中醫的診斷方式，可以細分成很多類型，如果咳嗽是屬於肺虛型或痰濕型、寒咳型的患者不宜食用，尤其是平常就患有脾胃虛寒的人，更不宜多吃，否則很可能引起消化不良或是腹瀉。

(2)如果反覆出現痰中夾帶血絲，或是咳出粉紅色的泡沫，甚至是夾帶鮮血的情形，一定要到大醫院做檢查，以排除肺癌、肺結核或其他嚴重疾病的可能性。

三・甘蔗【微量元素】

◎**營養成分：**

甘蔗的甜味可以說是老少咸宜，甘蔗含有蛋白質、脂肪、醣類、維他命和鈣、磷、鐵、多種氨基酸、甲基延胡索酸、琥珀酸、烏頭酸、甘醇酸、蘋果酸、檸檬酸、草酸等微量元素，對人的身體有補益作用。甘蔗汁不但富含營養，而且能入藥治病。

◎**屬性甘涼，可治療：**

(1)夏天因氣候炎熱，導致煩躁口渴、頭昏腦脹、神疲乏力的情形，可以多喝一點甘蔗汁，也可以加入少許檸檬汁或西瓜汁，以緩解中暑或是發燒、小兒夏季熱種種不適的症狀。

(2)甘蔗汁可以治療中醫的外感屬於肺燥乾咳無痰型。

(3)可以治療膀胱發炎、小便疼痛、大便硬如羊屎、痔瘡出血等。

◎**用量：**

(1)甘蔗汁250cc，西瓜汁250cc，混合服用，1日2到3次，可以退燒，預防中暑，減輕口渴、頭暈、四肢無力等現象，小孩子的服用量酌減。

(2)甘蔗汁100cc，生的蓮藕汁100cc，混合服用，1日2到3次，可以減輕膀胱發炎、小便疼痛。

(3)溫的甘蔗汁1杯，生薑汁數滴，拌勻後服用，可以減輕胃陰虛型的嘔吐，和懷孕初期的嘔吐。

◎**注意事項：**

體質屬於虛寒型的患者，不宜食用太過冰涼的甘蔗汁，可以加一點溫開水來緩和其溫度，另外如果病人本身血糖過高，也不宜大量食用。

四・橘子【預防感冒】

橘子可以說是台灣冬季時，產量最高的一種水果，每當橘子成熟時，產地裡滿山滿谷的翠綠，頓時被一顆顆金黃色飽滿的果實搶去光彩，如果有機會到產地走一趟，你會感受到那股喜悅，與熱鬧的生命力。橘子的種類繁多，有皮薄的，有皮厚的，有皮硬的，也有皮軟的，但總以味道香甜，肉質細嫩多汁的品質較好。

◎營養成分：

橘子含有橙皮甙、多種有機酸、醣類、維他命A、C、P等。

◎屬性甘酸，可治療：

(1)橘子皮即陳皮，是屬於理氣健胃、燥濕化痰的藥物，屬性偏溫。

(2)橘子的果肉，有的醫家認為偏寒，吃多了會胃糟、胃酸過多，使咳嗽的病人產生大量的痰，並加重咳嗽的症狀；有的醫家則認為偏熱，吃多了會口角發炎、舌尖糜爛，可能跟橘子的品種與酸甜度有些關係。

(3)橘子可以減緩夜盲症、皮膚角化症、胸悶胸痛，可以減輕口渴、止咳化痰、健胃整腸、降低血壓、維持毛細血管的韌性、促進傷口的癒合以及預防感冒的效果。

◎用量：

與體重的多寡，疾病的嚴重性以及火氣大的程度有關。

◎注意事項：

(1)如果吃了會加重咳嗽或胃痛的患者不宜食用。

(2)橘子皮的保健效果較其果肉為強，最好選擇無農藥污染者為佳，又因生吃橘子皮令人難以下嚥，不妨醃製或曬乾，以減少進入口腔後的刺激感覺。

五・葡萄柚【預防癌症】

葡萄柚的味道帶一點苦，又帶一點酸，喜歡吃這種水果的讀者需要具備一點勇氣，不過筆者對葡萄柚可說是情有獨鍾，據我印象所及，不是所有的葡萄柚都令人難以下嚥，像美國佛羅里達州所產的葡萄柚，就是甜美多汁的呢！

◎營養成分：

葡萄柚與橘子、柳橙都是屬於柑橘類的水果，富含纖維質、檸檬酸、葉酸、肌醇、黃酮類、醣類、維他命A、維他命C、鉀等。

◎屬性寒涼，可治療：

(1)每天吃葡萄柚，可以降低血壓，減少心血管疾病，預防中風。

(2)葡萄柚富含纖維質，可以預防大腸癌、直腸癌。

(3)葡萄柚具有抗氧化的效果，經動物實驗發現可以抑制癌細胞的生長及轉移，因此對於某些癌症病人，每天吃一點葡萄柚，應該可以減輕癌症的復發率。

(4)葡萄柚可以提高體內好的膽固醇的含量，降低血管硬化，減少心肌梗塞和脂肪肝的發生率。

◎用量：

與體重的多寡，疾病的嚴重性以及

火氣大小的程度有關。

◎**注意事項：**

(1)葡萄柚比較冷，如果體質比較虛寒、血壓比較低或胃寒的患者不宜食用。

(2)吃葡萄柚或喝葡萄柚汁，不得與藥物併用（中藥、西藥都一樣），尤其是心絞痛、降血壓、降血脂、抗組織胺等藥，那是因為葡萄柚汁含有黃酮類，會抑制肝臟藥物的代謝，導致藥效增強而發生危險，因此在服藥前後應間隔2小時再吃葡萄柚，比較安全。

(3)葡萄柚為高鉀食物，尿毒症或洗腎患者不宜多吃，以免加重腎臟的負擔。

六・蕃茄【生津止渴、清熱解毒】

蕃茄又叫做西紅柿、洋柿子。蕃茄的味道帶一點甜，又帶一點酸，有時還夾雜一些鹹味，可以當水果或生菜沙拉直接生吃，又可以煮湯炒菜、打果汁、做成醬汁、罐頭，是東西方料理中不可或缺的一樣蔬果。以味道酸甜，肉質細嫩多汁的品質較好。

◎營養成分：

蕃茄含有蕃茄紅素、蘋果酸、檸檬酸、纖維質、果膠、醣類、酵素、蛋白質、維他命A、B、C、P和鈣、磷、鐵、鉀、鈉、鉻等礦物質。

◎屬性微寒，可治療：

(1)蕃茄的維他命C含量極高，因此多吃蕃茄，可以預防感冒，防治壞血病。

(2)蕃茄能保護心臟血管，因此可以防治高血壓，減少心血管疾病，預防中風，減少眼睛以及眼底的出血。

(3)蕃茄能散瘀血、促進血液循環，因此可以治療跌打損傷所造成的腫痛，方法即是將新鮮的蕃茄打汁，並加入適量的薑汁煮沸後飲用。

(4)蕃茄具有清熱解毒、涼血平肝的功效，因此也有改善皮膚發炎，以及保護肝臟、幫助消化的功效。

(5)感冒時，萬一發燒的話，可以將新鮮的蕃茄汁與西瓜汁混合後喝下，一日數次，可以生津止渴，也可以退燒。

(6)蕃茄熱量較低又富含纖維質，怕胖又便秘的讀者，不妨多吃，不但可以促進排便，又可以預防大腸癌、直腸癌。

(7)蕃茄所含的蕃茄紅素，有抗氧化的作用，及防癌的功效，尤其對男性的攝護腺有很好的保護功能。

◎用量：

與體重的多寡，疾病的嚴重性以及火氣大小的程度有關。

◎注意事項：

蕃茄的屬性有一點冷，如果體質比較虛寒或胃寒的患者不宜過量生食。

七・絲瓜【涼血解毒】

絲瓜，台灣人又叫做「菜瓜」，可別小看「菜瓜」土裡土氣的，它可全身都是寶喲！除了「菜瓜」可以做菜，「菜瓜花」也可以裹麵粉油炸當點心吃，在四十年前沒有麥當勞時，吃這些油炸的「菜瓜花」、油炸的「蕃薯片」、油炸的「芋頭片」，現炸現吃，口感酥酥脆脆的，真是人間美味。想起最近經濟不景氣，很多人懷憂喪志，認為沒有錢，一切就像世界末日一樣，事實上，享受不在錢多，四十年前台灣的經濟比現在還糟糕，大家還不是一樣快樂過活，換個角度想想，過過純樸的日子，大家或許更健康長壽哩！

◎**營養成分：**

絲瓜含有醣類、蛋白質、多種維他命、和鉀、磷、鈣、鐵等微量原素、皂柑和木聚糖等物質。是一種藥用價值和食用價值很高的蔬菜，絲瓜的皮、肉、藤、花、葉等均可入藥。

◎**屬性甘寒，可治療：**

(1)在炎熱的夏天喝絲瓜湯，能使大便通暢、消暑解渴，減少因氣候導致的頭昏腦脹、疲倦無力。

(2)煮完絲瓜湯後，絲瓜皮可別丟棄，洗乾淨後煮成絲瓜茶，也可以預防中暑。

(3)將洗淨的絲瓜花10公克，在500cc保溫杯中浸泡熱開水10分鐘後，加蜂蜜飲用，1日重覆3次，可以減輕肺熱型的氣管發炎，諸如咳嗽、黃痰、胸悶痛、喉嚨乾燥等，可以當做正規治療之外的輔助治療。如果病情嚴重的話，一定要看醫生，如果吃西藥老是治不好咳嗽，胸部X光檢查也無異常的話，不妨改看中醫，事實上中藥治療咳嗽，有時反而比西藥來得迅速有效，而且安全。

(4)中藥的絲瓜絡，為老化風乾後的絲瓜纖維，有通經絡活血脈的功效，中醫師常配合其他活血化瘀的藥物，或是補腎類的中藥來改善筋骨酸痛、麻木無力等。

(5)當割斷絲瓜藤時，在其下方放置一個乾淨的瓶子，以盛接絲瓜藤所滴下來的絲瓜露，絲瓜露可以降低發燒病人的體溫，減輕皮膚的發炎和過敏。

◎**用量：**

與體重的多寡，疾病的嚴重性以及火氣大小的程度有關。

八・白菜【清熱退火、解酒消食】

白菜種類繁多，在這個章節裡強調的是大白菜，是冬天火鍋料理的主要角色，也可以加一點蝦米炒成開陽白菜，味道鮮美。

◎營養成分：

白菜含各種營養物質，例如醣類、蛋白質、脂肪、維他命B、C、胡蘿蔔素、和鉀、磷、鎂、鈣、鐵等微量原素和大量纖維質等。

◎屬性甘寒，可治療：

(1)有緩解便秘的療效，由於白菜含有大量的纖維質，因此便秘的患者，不妨三餐多吃些炒白菜，直到症狀改善為止。

(2)白菜有清熱退火的作用，因此可以減輕宿醉所造成的口渴口臭，也可以緩和風熱型感冒的症狀，諸如口乾舌燥、喉嚨痛、黃鼻涕、眼睛灼熱、頭痛頭昏、咳嗽夾有黃痰等不舒服的情形，作法為將白菜粗根4個，洗乾淨後煮成白菜湯，也可以加綠豆2兩一起下去煮，煮好後再加一點冰糖飲用。

(3)由於白菜含有豐富的維他命C，因此可以預防感冒，治療壞血病，可以將白菜心洗乾淨後打汁，每次飲用半杯，1日3次。

(4)白菜有健胃的作用，尤其經過燉煮後更好消化，因此適合口渴兼食慾不振的患者食用。

◎**用量：**

與體重的多寡，疾病的嚴重性以及火氣大小的程度有關。

◎**注意事項：**

(1)大白菜富含維他命C，而維他命C含量最高的部位，為最外層的綠葉和最內層的核心部份，因此最外層的綠葉，雖然有一點破損不大美觀，但看在維他命C的份上，可別任意丟棄。

(2)大白菜比較冷，因此婦女如果罹患脾虛型或脾濕型的白帶，可別吃太多，否則會加重病情。

九・冬瓜【瀉熱益脾】

台灣人對那些身材矮矮胖胖的人，叫做「矮仔冬瓜」。雖然冬瓜的外號不怎麼高雅，不過冬瓜可是相當有內涵的喔！記得小時候，雜貨店（台灣人叫做柑仔店，類似現在的便利商店）裡的飲料沒有幾種商品可以供我們選擇，在那個時代，只要有冬瓜茶可以喝，有芋仔冰可以吃就很滿足了，不像現在的超市或便利商店，飲料或冰品琳瑯滿目，其中很多飲料都使用人工色素、人工香料和糖水，因此這幾十年來，台灣的經濟是成長進步了，但是追求精緻飲食的觀念和內容，卻是不大健康哩！

冬瓜不僅可以做成冬瓜茶等飲料，也可以製成冬瓜糖，更可以炒菜煮湯，尤其在炎炎夏日，來一盤炒冬瓜，或喝一碗冬瓜湯後，更會讓人覺得神清氣爽。

◎營養成分：

冬瓜的維他命C含量頗多，而鈉離子的含量並不高。冬瓜的皮、肉和種子等均可入藥，因此冬瓜可以通利大小二便、消水腫、止消渴，並有消散熱毒、癰腫等功效，是一種藥用價值和食用價值兼俱的蔬菜。

◎**屬性寒，可治療：**

(1)冬瓜可以作為消渴病（類似現代醫學的糖尿病）、高血壓、痰濕型肥胖症的輔助治療，將冬瓜去皮煮食，每次食用2、3兩，1天3次。

(2)冬瓜子具有化痰止咳、清利濕熱、排膿、利尿等功效，因此中醫師常使用冬瓜子，配合其他中藥，來治療肺膿瘍、鼻竇炎、水腫腳氣、婦女的白帶等。

(3)冬瓜可以作為慢性腎炎合併蛋白尿、水腫，或婦女妊娠時水腫的輔助治療，作法為早晚煮食帶皮的冬瓜4兩。

(4)其他身體虛弱造成的浮腫，如心臟功能不佳造成的水腫、肝硬化造成的腹水或營養不良造成的水腫，可用小冬瓜1個，赤小豆（也可以用紅豆取代）4兩，與適量的紅糖煮爛吃；或者用冬瓜皮1兩、生黃耆1兩水煎服；或者取鯉魚1條，加冬瓜1斤，清燉食用。

◎**用量：**

(1)與體重的多寡，疾病的嚴重程度有關，不妨就近請教信任的中醫師。由於冬瓜具有利尿的作用，因此如果平常已經在服用西藥利尿劑的話，應該減量，或告訴原來開藥的西醫師，以免重覆用藥。

(2)冬瓜性寒，又能利尿，因此身體瘦弱和慢性腹瀉的病人，須謹慎使用。

十・綠豆【清熱解毒、利小便】

炎炎夏日，走在路上不只行人會汗流浹背，再低頭看看地上踩的柏油路，簡直快被太陽的光和熱給熔化了，這時要是能來碗綠豆湯，不知道心裡會有多高興呢！綠豆除了可以煮綠豆湯之外，還可以煮成綠豆稀飯，綠豆可以磨成粉做綠豆糕，此外綠豆發了芽，就是我們平日常吃的豆芽菜。

◎營養成分：

綠豆含有醣類、蛋白質、脂肪、維他命A、B1、B2、和磷、鈣、鐵等微量原素。綠豆發芽後，維他命C的含量會大幅的增加，因此綠豆和綠豆芽，是一種藥用價值和食用價值很高的蔬菜。

◎性味甘涼，可治療：

(1)在炎熱的夏天，經常喝一些綠豆湯，能使小便通暢、消暑解渴，減少因氣候所致的頭昏腦脹、疲倦無力、身體發熱、咽喉疼痛等。

(2)綠豆是中藥重要的解毒劑之一，舉凡食物中毒、藥物中毒等，在中國大陸還做為解救農藥中毒的輔助治療呢！

(3)在呼吸道傳染病的流行期間，不妨多煮食綠豆湯，將有助於預防流行性感冒、腸病毒感染、腦膜炎、腮腺炎等，若能再配合一點中藥做成的藥茶，療效會更好。

(4)在炎熱又潮濕的夏季，兒童很容易滋生皮膚病，如果經常給孩子喝一點綠豆湯，將有助於控制病情，此外中醫師也常將綠豆粉磨細，並配合其他中藥敷在患處，可以改善局部皮膚的發炎和過敏等現象。

(5)容易膀胱發炎的患者，在小便變得頻繁、疼痛、急迫時，不妨喝下大量的綠豆湯，也對病情有所幫助。

◎用量：

與體重的多寡，疾病的嚴重性以及火氣大小的程度有關。

◎注意事項：

(1)患有痛風的病人，不宜食用太多的綠豆，以免尿酸增加。

(2)綠豆皮的清熱解毒效果最強，因此食用時，最好連綠豆皮一起吃下。

(3)如果想要加強綠豆湯的退火效果，不妨加入適量的仙草凍，作法為將仙草凍切成小方塊，放進已煮好的綠豆湯內，馬上就變成一碗清涼可口的綠豆仙草冰喔！

十一・白蘿蔔【清熱解毒、止咳化痰】

「嘿唷！嘿唷！拔蘿蔔……」，「炒蘿蔔，炒蘿蔔，切切切……」，相信很多孩子對蘿蔔並不陌生，尤其當媽媽把白蘿蔔和排骨一起燉湯時，常常會讓人忍不住多喝一碗，直到我長大會自己做菜時，我還是很喜歡這一道湯，食用前再撒上一把香菜，更是令人食慾大增。

白蘿蔔不止可以煮來吃，也可以醃製成泡菜，在中國大陸還常被當成水果生吃，或打成果汁來喝，在日本料理店裡，吃生魚片時會配上蘿蔔絲，吃炸蝦時會配上蘿蔔泥，甚至在台灣的年菜裡，吃烏魚子時都會夾上一片生的白蘿蔔。由此看來，白蘿蔔還真是受歡迎的蔬果。

◎營養成分：

白蘿蔔除了好吃外，還含有很多營養素，例如蛋白質、醣類、維他命B1、B2、C、核黃素、大量助消化的酵素、促進食慾的芥子油，和鈣、磷、鐵等。

◎屬性辛甘微寒，可治療：

(1)白蘿蔔可以減輕燥熱型感冒的症狀，如喉嚨疼痛、口乾舌燥、咳痰黏稠、鼻涕黏稠和聲音沙啞等不舒服的現象，方法為1斤的白蘿蔔直接榨汁飲用，也可以加冰糖、蜂蜜等調味，或者用白蘿蔔1斤和2兩的冰糖一塊兒燉服，1日分3次把燉好的蘿蔔和湯吃掉。

(2)白蘿蔔可以減輕喝酒後所造成的諸多不適，例如頭痛頭昏、口渴口臭、煩燥發熱等現象。

(3)白蘿蔔可以減輕非脾胃虛寒型所造成的消化不良，例如過食肉類導致上腹部的脹氣，不妨生吃白蘿蔔，此時白蘿蔔會促進上消化道的蠕動，藉由打嗝來排出氣體，如果是下腹部的脹氣，不妨煮食白蘿蔔，此時白蘿蔔會促進下消化道的蠕動，藉由放屁來排出氣體。

(4)白蘿蔔的種子叫做萊菔子，也具有整腸健胃、止咳化痰的療效。

◎用量：

與體重的多寡，疾病的嚴重性以及火氣大小的程度有關。

◎注意事項：

(1)體質屬於虛寒型的患者不宜大量食用，尤其是婦女患有白帶過多，其証型是屬於脾虛夾濕型的患者，服用大量白蘿蔔後，會使白帶的分泌量大增。

(2)不宜與補藥同時服用，以免降低療效。

(3)白蘿蔔的頭部與外皮比較辛辣，但療效也最佳，如果不敢服用，去皮後使用亦可。

十二・薑【降低膽固醇】

薑是廚房裡最常用的調味品之一，薑雖有老薑、嫩薑之分，但在臨床上使用時，還是以老薑用的機會比較多。在冷颼颼的冬天裡，台灣人最愛吃的「薑母鴨」、「燒酒雞」等，其中薑就佔有舉足輕重的角色，甚至蒸魚做菜都少不了薑，但是由於薑的香味並不耐熱，因此做菜時如果想保持其原有的風味，烹調的時間不宜過久，或者晚一點再把薑放進去。為什麼薑這麼受家庭主婦和中醫師的重視呢?原來薑不只可以去腥、解油膩，還可以降低膽固醇和血壓哩!

◎營養成分：

薑雖然不像其他食物含有很多營養成分，但是卻擁有獨特的辛辣味及香味，是一種兼具食用以及藥用的蔬菜。薑之所以含有辛辣的味道，主要是因為含有薑酮和薑油，薑的辛辣味具有殺菌、增進食慾、促進新陳代謝、提昇排汗、降低膽固醇和血壓的功效。而薑所含有的特殊香味為薑醇，具有整腸健胃和消除脹氣的效果。

◎屬性辛溫，可減緩：

(1)風寒型感冒：薑湯對於發燒怕冷、頭痛鼻塞、嚴重流鼻水的風寒型感冒有緩解的作用，但是對於喉嚨疼痛、流黃鼻涕、咳嗽吐黃痰、口乾舌燥、聲音沙啞的風熱型感冒，不但不適合，還反而有害。

(2)胃腸疾病：中醫師常用薑配合其他中藥，來治療胃寒型的胃痛、暈車暈船暈機所造成的嘔吐，以及急性腸胃炎所造成的上吐下瀉、發燒疲倦等，療效頗為迅速。

(3)婦女疾病：中醫師常用薑再配合其他中藥，來治寒症型的妊娠嘔吐，寒症痛經。

◎用量：

(1)薑湯該怎麼煮呢？取生薑3到5片，切厚一點並且把薑拍碎，也可以加幾根蔥白，加1碗半到2碗的水，煮15到20分鐘，並視個人的喜好，酌加一些黑糖或蜂蜜。煮好時，將薑湯去渣一次服下，喝完後最好躺在床上蓋好棉被悶一下子，讓身體發汗，那麼風寒型感冒，就會隨著汗出而癒，這就是中醫的汗法（用發汗來治療疾病的一種方法），不過出完汗，一定要儘快擦乾身體。

◎注意事項：

體質和疾病屬於熱盛型的患者不宜食用。

十三・豆腐【潤燥、清熱解毒】

豆腐是中國古代發明的特殊食物，至今已有兩千多年的歷史，甚至於還流傳到海外，擄獲了老外的心，也滿足了他們的胃。到底豆腐是用什麼東西做成的呢？原來豆腐是以黃豆為原料做成的，豆腐的製作過程還可以細分為好幾個階段，而每個階段也可以製作成不同的產品。首先是將黃豆帶水磨碎，再過濾去渣和煮沸，即是我們愛喝的豆漿。豆漿點以鹽鹵或石膏，就成了豆腐花，也有的人叫做豆腐腦、水豆腐。再將豆腐腦用布包裹，榨去部份水分，即成為豆腐，以白軟鮮嫩的豆腐品質比較好。

豆腐可以進一步再加工做成各種製品，如豆乾、素雞、油豆腐……等，但是這些再製品，除了有一定的營養之外，反而失去治療疾病的療效。「吃別人的豆腐」聽起來不是一句好話，但是「吃真正的豆腐」，可真是好處多多！

◎營養成分：

豆腐含有很多必需氨基酸的均衡良質蛋白質、代謝膽固醇的亞油酸、以Oligo寡糖為主要成分的醣類、維他命B1、B2、維他命E和鈣、鋅、鉀、鐵等成分。豆腐可以說是物美價廉的營養品。

◎屬性甘涼，可減緩：

(1)豆腐可以減輕風熱型感冒所造成的症狀，例如喉嚨乾燥疼痛、打噴嚏、流鼻涕、鼻子灼熱感、咳嗽夾帶黃痰等。

(2)豆腐可以減輕腸胃火旺所造成的口腔潰瘍、牙齦浮腫疼痛、胃痛而且有灼熱感、口乾舌燥、肛門灼熱等症狀。

(3)常喝豆漿可以降肝火，減輕小便黃赤、尿騷味重的情形，也可以減輕眼睛充血、紅腫疼痛的現象。

(4)常喝豆漿，可以治療熱病津液枯竭的現象，對於腸液不足型的便秘有幫助。

◎用量：

與體重的多寡，疾病的嚴重性以及火氣大小的程度有關。

◎注意事項：

體質屬於寒症型的患者不宜食用，尤其是胃寒的患者，容易有胃酸過多的現象時，更不宜多吃。

十四・核桃【延年益壽】

◎**營養成分：**

核桃又名胡桃仁、胡桃肉，含有豐富的脂肪（主要成分為亞油酸甘油脂及少量的亞麻酸、油酸甘油脂）、蛋白質、醣類、維他命A、E和鈣、磷、鎂、鐵、胡蘿蔔素、核黃素等。

◎**屬性甘溫，可治療：**

(1)腎陽不足的腰膝酸痛，有些病人會抱怨腰部像是斷成兩節一樣，或每當改變姿勢時更是倍感艱辛，有些人則抱怨腰部有沉重感。

(2)腎虛所造成的耳鳴、遺精、小便頻繁等。

(3)肺腎不足所造成的氣喘，以及虛寒型的咳嗽。

(4)治療老人、虛証體質的人以及腸液不足型的便秘。

(5)核桃有抗老化、延年益壽的效果，常吃核桃可以使皮膚光滑有彈性，頭髮烏黑亮麗迷人。

◎**用量：**

一天約10到30公克，烤過比較酥脆，也比較可口，可以包在去籽的大棗裡一起吃，是非常美味的小點心，但也別吃太多，否則身材很容易發福喔！

◎注意事項：

(1)體質屬於陰虛火旺型的患者不宜食用。

(2)咳嗽屬於痰熱型的病人不可服用。

(3)大便稀軟者不宜食用。

十五・桑椹【滋肝腎、充血液】

桑椹是桑樹的果實，又名桑果，成熟後果肉由紅色變成紫色，味道酸中帶一點甜味時，即可採收。桑椹可以直接生吃，打成果汁，或是醃漬成蜜餞，或是做成果醬、水果醋、水果酒等，也可以曬乾後食用，或做成中藥。

◎營養成分：

桑椹含有豐富的葡萄糖、果糖、維他命B1、B2、C和鞣酸、蘋果酸、胡蘿蔔素等。

◎屬性甘酸微寒，可治療：

(1)桑椹可以改善肝腎陰虛型病人的諸多症狀，例如腰膝酸痛、兩腳無力、頭昏眼花耳鳴、鬚髮早白、心煩失眠，以及腦神經衰弱等。

(2)桑椹可以改善消渴症（如糖尿病）病人津液不足的現象，減少口乾舌燥的程度，中醫師常會配合其他滋陰的中藥來治療這些疾病，使得療效更為提高。

(3)桑椹可以改善腸燥型的便秘，很適合治療老人、小孩、孕婦、身體比較虛的人以及腸液不足型的便秘。

(4)桑椹有抗老化、延年益壽的效果，常吃黑桑椹有補血的作用，可以使皮膚光滑有彈性，並使頭髮烏黑。

(5)桑椹可以改善眼睛疾病的諸多症狀，例如眼睛容易乾燥、疲勞、怕光、流淚、視線模糊、眼結膜充血或結膜下出血等現象。

◎用量：

每天吃桑椹15到30公克，生吃或煮水加蜂蜜喝，不過患有糖尿病的病人，不宜再加糖或蜂蜜。

Part 6
浪漫有趣的藥膳

一・良藥不苦口

1. 大棗美酒巧克力球

很多人對藥膳的印象就只是四物湯、四神湯等諸如此類，事實上中藥的藥膳也可以在治療疾病之外，將外觀做的浪漫有趣又好吃，打破藥膳是老祖母時代的食物印象。

・功效：

滋補脾胃，益氣養血，有抗老化的作用。對於四肢無力、頭昏眼花、心悸焦慮憂鬱、月經量少、痛經、大便秘結等症狀，也有不同程度的幫助。

「大棗美酒巧克力球」是一道含有鐵質的配方，熱量也高，適合長期素食、怕冷的人、寒証痛經的病人，或體質屬於氣血兩虛型的人。

・準備時間：1/2小時

・冷藏時間：20分鐘

・份量：20~30個

・材料：

(1)苦甜巧克力125公克。
(2)杏仁粉（食用杏仁非藥用杏仁）90公克。
(3)蘭姆酒1又1/3湯匙。
(4)糖粉2又2/3湯匙。
(5)蛋白1個。

(6)大棗20～30顆，去子。
(7)杏仁角150公克。

‧作法：

(1)苦甜巧克力磨成細粉，加入杏仁粉，酒和糖粉。
(2)慢慢拌入足夠的蛋白，使所有的材料黏合在一起。
(3)冷藏20分鐘。
(4)用手掌壓平約2茶匙的拌料，輕輕包入半顆或一顆的大棗，並捏成一粒圓球。
(5)杏仁角應先烤過令其酥脆，最後將巧克力球放入裝滿杏仁角的盤子上，滾勻外皮即可，趁新鮮儘早食用。

陳醫師的叮嚀

如果希望外皮的杏仁角長保酥脆，可以額外再用些巧克力隔水加熱，待其溶解後，淋上已經做好成品的表面，等冷卻後就可以保存比較久。

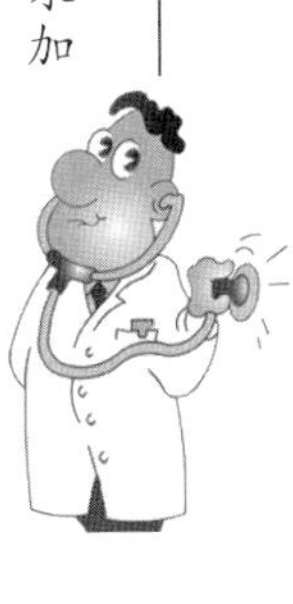

2.丁香肉桂花生餅乾

肉桂和花生這兩樣東西，以中醫的觀點來說，是屬於比較溫補及燥熱的藥物與食物，再加上少許的公丁香粉、生薑粉，則更能提味、幫助消化及振奮胃腸，是最適合上午茶或下午茶的點心了。

・功效：

「丁香肉桂花生餅乾」有溫腸益胃的作用。適合胃寒怕冷、容易疲倦頭暈、臉色蒼白的人。

・準備時間： 1小時

・冷藏時間： 30分鐘

・烘培時間： 以170度烤15分鐘

・份量： 1盤

・材料：

(1)低筋麵粉100公克。

(2)泡打粉2/3小匙。

(3)全麥粉100公克。

(4)紅砂糖70公克。

(5)軟化的奶油80公克。

(6)花生醬20公克。

(7)蛋1個。

(8)肉桂1小匙。

(9)公丁香粉及生薑粉各少許。

・作法：

(1)將低筋麵粉和泡打粉混合過篩，再調入全麥粉拌勻備用。

(2)將奶油、砂糖、花生醬混合，並打發到顏色變淡，質地變軟，再拌入一顆蛋，最後加入肉桂粉、丁香粉及生薑粉，用量多少可以隨著自己的喜好加減份量，並將所有的材料混合。

(3)將作法(2)的肉桂糊，分批加入作法(1)的麵粉內，和成麵團，將整個麵團裝進塑膠袋，並放入冰箱冷藏30分鐘。

(4)用手掌壓平一小撮的麵團（餅乾的大小，可以隨自己的喜好調整麵團的多寡），即可裝盤送入事先預熱好的烤箱烘焙。

陳醫師的叮嚀

如果希望烤出來的餅乾酥脆一點，可以待全部餅乾都烤完時，利用已不通電的烤箱餘溫，再將餅乾送進去回烤一下，並在餅乾的溫度下降到35度時，馬上密封保存。

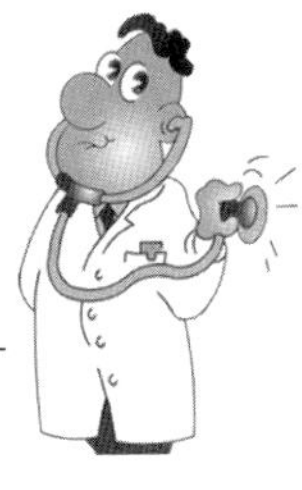

3.龜苓膏冰淇淋

龜苓膏以中醫的觀點來說，是屬於比較甘寒的藥物與食物，由於龜苓膏富含鈣質和膠質，在已經面臨老年化的台灣人口而言，是頗值得推廣的一道藥膳，但由於龜苓膏略帶一點苦味，因此在品嚐時，加入一、二球冰淇淋則更加可口，不但可以降低龜苓膏的苦味，也可以減輕冰淇淋太甜的感覺，是最受人喜愛的一道甜點。

・功效：

龜苓膏有健脾補腎、養血補心、滋陰潛陽的作用，可以改善更年期障礙所造成的熱潮紅、流汗、心悸等症狀，對於男女兩性的骨質疏鬆、腰酸背痛，陰虛陽亢造成的頭暈目眩，血熱造成的月經過多等，都有不同程度的幫助，此外也可以提高人體的免疫力，或安神的作用。

・準備時間：半小時

・冷藏時間：30分鐘

・份量：1大盤

・材料：

(1)龜苓膏粉100公克。

(2)冷開水300公克。

(3)沸水1200公克。

(4)冰淇淋適量。

・作法：

(1)將300公克的冷開水調入龜苓膏粉，拌匀備用。

(2)將已加冷水的龜苓膏糊，倒入剛煮沸

的熱水中，快速攪拌均勻。

(3)倒入杯中或模具，放涼等待結成果凍狀即可，並放入冰箱冷藏。

(4)品嚐時加入適量的冰淇淋。

陳醫師的叮嚀

如果脾胃較虛寒，不適合吃冰淇淋，也可以改為添加果糖、蜂蜜、鮮奶油等。

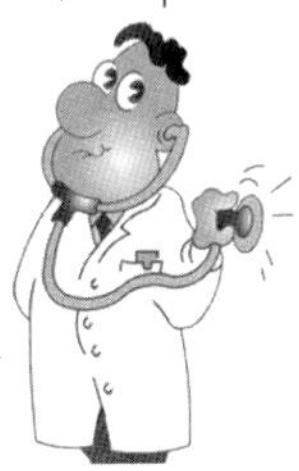

4.麥門冬桑椹果凍

麥門冬與桑椹，以中醫的觀點來說，是屬於比較甘寒的藥物與食物，由於台灣的夏天氣候頗為炎熱，若能吃些消暑解渴的藥膳，相信在盛暑時節會比較神清氣爽，此外在照顧喉嚨痛的病人，當他們無法吞嚥時，來一客冰涼的果凍，將有助於改善病情與補充體力。

・**功效：**

「麥門冬桑椹果凍」有養陰潤肺、益胃生津、補血潤腸、清心除煩的作用，可以改善燥咳所造成的痰液黏稠、咳血、口乾舌燥等症狀，此外對於心悸、心煩、失眠、眩暈耳鳴、頭髮早白、腸液不足所造成的便秘等，都有不同程度的幫助，此外也可以減輕糖尿病人的口渴，不過砂糖的份量需減少，或使用代糖。

・**準備時間：**1小時

・**冷藏時間：**30分鐘

・**份量：**1大盤

・**材料：**

(1)麥門冬2兩。

(2)冷水1300公克。

(3)聚利T（Jelly T）果膠粉2大匙。

(4)砂糖8大匙。

(5)新鮮桑椹1盤。

・**作法：**

(1)將1300公克的冷水加入麥門冬，置於鍋內以大火煮沸後，再用小火煮20到30分鐘，撈出麥門冬丟棄。

(2)將果膠粉與砂糖事先混合，加入剛煮好的麥門冬湯汁內，快速攪拌均勻。

(3)將混合果膠粉的藥液，倒入事先鋪好桑椹的杯中，放涼等待結成果凍狀即可冷藏。

(4)可以添加果糖、蜂蜜、鮮奶油等。

陳醫師的叮嚀

(1)果膠粉與砂糖一定要事先混合，否則容易失敗。

(2)如果沒有桑椹，也可以用草莓、鳳梨或西瓜來取代。

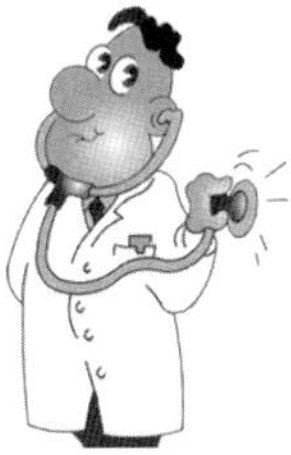

5.黑芝麻何首烏蛋糕

很多人知道何首烏是中藥，但是你可能不知道黑芝麻也是中藥哦！一般人對藥膳的印象只是湯湯水水，如果你吃膩了芝麻糊，想挑戰高難度的作法，這可是一種新的嚐試。由於這是一道奶油蛋糕的配方，因此熱量頗高，對身材屬於又黑又乾又瘦的人，或體質屬於肝腎陰虛型，長期為便祕所苦及努力想增胖的人，再適合不過了。

・功效：

滋補肝腎，益精養血，潤腸通便。可以改善頭髮早白的現象，並讓頭髮更有光澤，對於腰膝酸軟、頭昏眼花、月經量少、大便乾燥等症狀，也有不同程度的幫助。

・準備時間：2小時

・烘培時間：25分鐘

・烘培溫度：170度

・份量：15份杯子蛋糕

・材料：

(1)

①奶油150公克。

②白砂糖50公克。

③蛋黃4個。

④黑芝麻粉140公克。

⑤何首烏生粉10公克。

⑥低筋麵粉100公克。

⑦蘭姆酒20公克。

(2)

①蛋白4個。

②白砂糖70公克。

・作法：

(1)軟化的奶油150公克，加入白砂糖50公克，以攪拌器將黃色奶油和糖，打發成白色鬆軟的狀態。
(2)開始加入蛋黃，一次加入一顆蛋黃，一邊攪拌奶油，直到蛋黃充分混合進入奶油裡，才能加入另一顆蛋黃，依此類推，直到加完所有的蛋黃。
(3)開始加入黑芝麻粉與何首烏生粉，並用橡皮刮刀將所有的材料攪拌均勻。
(4)再拌入低筋麵粉攪拌均勻即可。
(5)最後加入蘭姆酒拌勻。
(6)使用電動攪拌器，將蛋白先打至濕性發泡。
(7)此時先加入1/3的糖，並繼續攪打蛋白，在打至乾性發泡前，將剩餘的糖分二次加入蛋白中。
(8)將(1)料與(2)料用橡皮刮刀混合均勻。
(9)將麵糊倒入放有烤紙的布丁杯模型中，約八分滿即可。
(10)送入烤箱烘烤25分鐘，烤熟即可取出模型，享用熱騰騰、香噴噴的黑芝麻何首烏蛋糕。

陳醫師的叮嚀

(1) 奶油請提早數小時從冰箱中拿出來退冰，並切小塊待軟，勿直接加熱溶化。

(2) 低筋麵粉因為容易結塊，操作前至少要過篩一次，如能過篩兩次更好，因為所含的空氣較多，那麼做出來的蛋糕會更鬆軟可口，其餘如奶油要打發，蛋白要打發也是相同的道理，可以擁抱更多的空氣。此外，低筋麵粉不可以攪拌過久，以免出筋，使得蛋糕不夠鬆軟。

(3) 雞蛋最好事先放在冰箱中，要用時再拿出來，如此在分蛋白與蛋黃時，較容易分開，蛋黃也較不容易破裂；此外打蛋白的不鏽鋼容器，必須乾乾淨淨，不能有任何油污或水滴，更不能有蛋黃殘留，否則蛋白不易打發，打發的蛋白與黑芝麻麵糊混合方法同戚風蛋糕的混合法。

(4) 烤箱要事先預熱到170度，不可以等到要送蛋糕進去烤時才開始加熱。

(5) 蛋糕是否烤熟，可用竹籤插入蛋糕內部，如果取出的竹籤仍然留有麵糊，表示還未烤熟，須再烤一下子。

(6) 蛋糕烤好後，最好馬上離開模型，以免烤好的蛋糕塌陷。

(7) 如果希望蛋糕的造型漂亮一點，可以在蛋糕的上面撒一點杏仁角、椰子粉或不溶的糖粉。

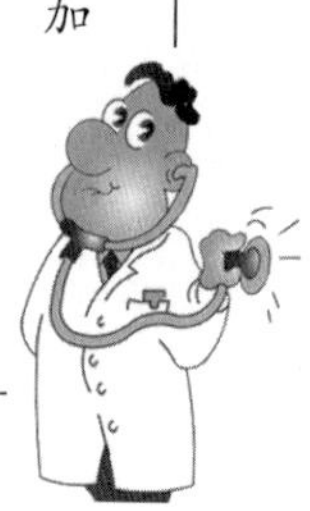

6.核桃山茱萸可可蛋糕

我喜歡吃核桃，也喜歡吃甜點，但是又怕胖，因此我喜歡自己做低卡路里，既有療效又可口美味的蛋糕。現在要跟各位讀者介紹的是一道戚風蛋糕的配方，在眾多西點當中，是屬於熱量比較低的一種蛋糕，對於喜歡吃甜食又想保持身材的人，或體質屬於虛寒喘咳、肝腎兩虛型和長期為便祕所苦的人，是再適合不過了。

・功效：

滋補肝腎，溫肺定喘，潤腸通便。可以改善腎不納氣型的喘咳、腰膝酸軟、遺精遺尿、怕冷、小便頻繁、肌膚乾燥、頭髮早白、頭暈耳鳴、大便乾燥，以及婦女月經過多、淋漓不止等症狀。

・準備時間：1.5小時

・烘培時間：35分鐘

・烘培溫度：180度

・份量：一個八寸圓模蛋糕

・材料：

(1)

①可可粉12公克及咖啡適量。
②熱水35公克。
③鮮奶40公克。
④蛋黃4個。
⑤白砂糖40公克。
⑥低筋麵粉90公克。
⑦泡打粉2公克。
⑧鹽少許。

⑨沙拉油50公克。

(2)

①蛋白4個。

②白砂糖80公克。

(3)鮮奶油70公克、砂糖或糖粉適量、蘭姆酒適量。

・作法：

(1)

①先將35公克的熱開水，沖入可可粉及咖啡內，攪拌均勻令其溶化，再混入鮮奶冷卻備用。

②蛋黃4個，與白砂糖40公克混合攪拌均勻，再加入可可糊拌勻。

③開始加入混合過篩的低筋麵粉、泡打粉、鹽，最後再加入沙拉油，並用橡皮刮刀將所有的材料攪拌均勻。

(2)

①使用電動攪拌器，將4個蛋白先打至濕性發泡。

②此時先加入1/3的糖，並繼續攪打蛋白，在打至乾性發泡前，將剩餘的糖分二次加入蛋白中。

③將(1)料與(2)料用橡皮刮刀混合均勻。

④將麵糊倒入八寸的活動底圓模中，約八分滿即可。

⑤送入烤箱烘烤35分鐘，烤熟即可取出模型倒扣，放涼備用。

(3)

①核桃事先烘烤過，令其酥脆。

②事先用蘭姆酒與砂糖浸泡山茱萸數晚，並放置於冰箱備用，臨用前瀝乾。

③鮮奶油加入糖和酒，用電動攪拌器打發至硬挺，抹在蛋糕的上層，再撒上核桃及山茱萸即可。

陳醫師的叮嚀

打發鮮奶油時，須將整個盆子浸泡在冰水中，這樣子鮮奶油較容易打發，打發的程度如同蛋白，但也不要打發的太過度，否則會造成油水分離。

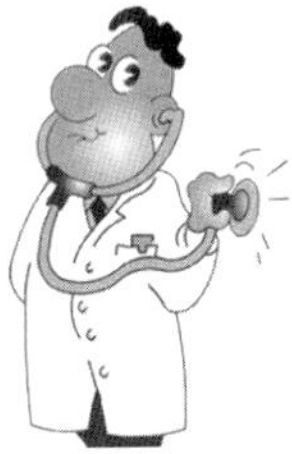

7.杜仲麵包

喜歡吃墨魚麵包的人，大概也會欣賞杜仲麵包，雖然外表看起來黑鴉鴉的，但事實上可是健康又營養的哦！杜仲麵包可以當作一道正餐來吃，而且現烤現吃，絕對讓您的家裡，洋溢著一股幸福美滿的感覺。

・功效：

補益肝腎，強筋健骨，固經安胎。可以改善腰膝酸軟、遺精遺尿、小便頻繁，以及懷孕婦女不正常的陰道出血、胎動不安等症狀。

・準備時間：4～5小時

・烘培時間：10～15分鐘

・烘培溫度：180度

・份量：15～20個麵包

・材料：

(1)外皮

①高筋麵粉490公克。

②高品質杜仲粉10公克。

③鮮奶280公克。

④全蛋1個約60公克。

⑤砂糖30公克。

⑥鹽5公克。

⑦奶粉30公克。

⑧麵包專用快速即溶酵母粉5公克。

⑨奶油35公克。

(2)內餡

①Gouda Cheese（富華高達乳酪），450公克切塊。

②事先烤過的核桃適量。

③切碎的低脂培根適量。

・**作法：**

(1)先將高筋麵粉與杜仲粉混合均勻。

(2)再將鮮奶、蛋、砂糖、鹽、奶粉等，加入麵粉內攪拌均勻。

(3)將麵包專用酵母粉加入麵團。

(4)最後加入奶油，並將麵團搓揉至光滑，找一個盆子，內面塗奶油後放進揉好的麵團。

(5)將整盆麵團放入未通電的電鍋裡，或其他大小適中的密閉容器中，做麵包的基本發酵。如果找不到密閉容器，就使用保鮮膜緊緊覆蓋裝著麵團的盆子，並預留2倍的空間，好讓麵團有足夠的空間膨脹。

(6)大約1～2小時，待基本發酵完成後，麵團會脹成兩倍大，這時候開始分割麵團，每個麵團約50到60公克，然後將麵團滾圓至外表光滑，再讓這些小麵團進入密閉容器中，發酵15分鐘。

(7)發酵完成後，開始整形，用桿麵棍將小麵團桿平後，把桿過的小麵團翻面並攤平，鋪入自己喜歡的乳酪約25～30公克，並撒入適量的核桃及培根碎屑，或其他您喜歡的內餡皆可，再將整個麵團捲起來如長條狀，中間肥胖一點，兩邊細長一些，用刀子在表面劃個一到二刀的斜線，深約一公分。

(8)將整形過的麵團放入大小適中的密閉容器中，做麵包的最後發酵，約1小時後，麵團會再膨脹二倍大，此時可以在麵團的表面用毛刷擦上沙拉油。

(9)最後放進已預熱好的烤箱烤10到15分鐘即可。

陳醫師的叮嚀

(1)如何判斷麵團的搓揉是否足夠？可觀察外表是否光滑，質地是否有彈性，當以手拉開麵團時會呈光滑的薄膜狀，且斷裂時呈光滑的圓洞。

(2)如何判斷麵團的基本發酵是否完成？最適合麵包的基本發酵條件為溫度28度、相對濕度75％，因此在寒冷的季節操作麵團時，可以在密閉容器內放些溫水，以增加溫度和濕度，但溫水勿直接接觸麵團，以免受熱不均勻。當麵團的基本發酵已完成時，體積會膨脹兩倍，也可以用濕的手指尖輕壓麵團，如果發酵完全，則指壓的凹洞會慢慢彈回來，如果發酵的程度不足，則指壓的凹洞會立刻彈回來，如果發酵過度，則指壓的凹洞會彈不回來。

(3)由於發酵時間頗長，忙碌的您，也可將三步驟的發酵分段進行，將麵團移入冰箱冷藏或冷凍，讓麵團慢慢發酵，不過一定要用保鮮膜包好，以免麵團乾燥，影響品質，另外也要預留讓麵團膨脹的空間，並且要學會估算麵團解凍，或從冷藏移到室溫發酵完成所需的時間。熟悉此道後，就可一次做多一點麵團放進冰箱，等到有空時，事先拿到室溫處理，再現烤現吃，享受一頓熱騰騰、香噴噴的麵包。

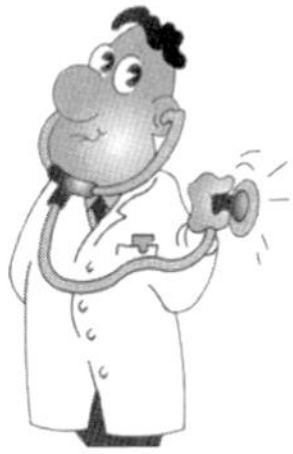

二・中藥健康飲料

1.胖大海楊桃汁

胖大海與楊桃汁，以中醫的觀點來說，是屬於比較甘寒的藥物與食物，由於台灣地狹人稠，感冒的人口眾多，喉嚨痛、咳嗽等症狀是每個人都有的經驗，如果你不喜歡澎胖大海泡羅漢果的味道，你可以嚐試胖大海楊桃汁這種新的喝法，是相當對味的一種飲料哦！

・功效：

胖大海有養陰潤肺、清腸通便的作用，可以改善痰液黏稠、咳嗽、口乾舌燥、喉嚨痛、聲音沙啞等症狀，此外對於頭痛牙痛、眼睛紅腫、火氣大所造成的便秘等，都有不同程度的幫助，而楊桃的功效，也是潤肺、化痰、止咳。

・準備時間：15至30分鐘

・材料：

(1)胖大海3顆。
(2)沸水400公克。
(3)楊桃汁適量。

・作法：

(1)將胖大海加入400公克的沸水浸泡，或由冷水直接加熱，以大火煮沸後，再用小火煮15分鐘。
(2)用筷子快速攪拌胖大海使其破碎，令

湯汁呈現膠狀懸浮物。

(3)用撈麵杓子，來過濾湯汁，最後混合適量的楊桃汁即可。

陳醫師的叮嚀

(1)胖大海的膠質懸浮物可以食用，但是種仁有毒，一定要撈掉，不可以吃下去。

(2)腎臟功能不好的人，最好不要喝楊桃汁，可以改用檸檬汁。

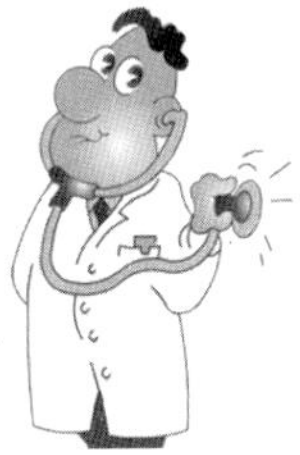

2.杏仁茶

杏仁的芳香，每每令人精神為之一振，早上來一杯杏仁茶，一整天都很幸福喔！

・**功效**：止咳化痰，潤腸通便。

・**材料**：

(1)蓬萊米（即梗米）30公克。

(2)苦杏仁（北杏仁）6到9公克。

(3)冰糖適量。

・**成果**：約2到4杯

・**作法**：

(1)杏仁與蓬萊米洗淨，並以清水浸泡4小時，使其組織變軟後撈出。

(2)泡軟的杏仁和蓬萊米放入果汁機，加入3碗水攪打成杏仁米漿。

(3)濾去渣滓，倒入鍋中以中小火煮沸，加入冰糖即可。

(4)趁溫熱飲用有止咳化痰的療效，若是大便不通者，杏仁米漿可不必過濾，因為富含纖維質，軟便效果更佳。

陳醫師的叮嚀

(1)苦杏仁（北杏仁）和甜杏仁（南杏仁）療效相差很多，苦杏仁（北杏仁）如果服用過量會導致中毒，因此除非必要，大人每日的服用量不要超過9公克，而且也不要直接生食，最好煮沸後再吃。

(2)如果嫌這樣子的作法太麻煩，也可以直接買市售的甜杏仁粉，回家沖泡奶粉即可，甜杏仁粉的安全劑量較大，服用量可以多一點，但相對的療效也較差。

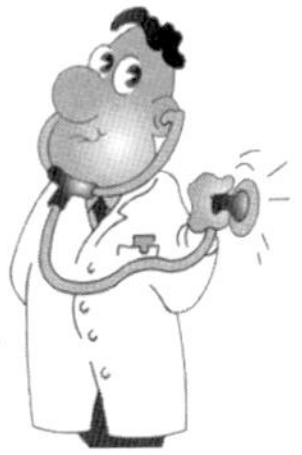

3.十全大補藥酒

十全大補藥酒，顧名思義就是有十味藥，可以大補氣血，面面俱到的意思，不過分析十全大補藥酒的組成，為補血養肝的四物，加上補氣健脾的四君子，以及補氣藥黃耆和補陽藥肉桂。

・**功效**：

溫陽補氣養血。可以改善四肢冰冷、臉色蒼白、食慾不振、腹脹腹瀉、疲倦乏力、月經過多、低血壓、貧血等症狀。

・**烘培時間**：2小時

・**浸泡時間**：3個月

・**材料**：

(1)茯苓2錢。
(2)黨參3錢或高麗參3錢。
(3)白朮2錢。
(4)甘草1錢。
(5)川芎1.5錢。
(6)當歸1.5錢。
(7)白芍2錢。
(8)熟地2錢。
(9)黃耆3錢。
(10)肉桂1錢。
(11)米酒1500CC。

・**作法**：

(1)將中藥材放在烤箱中，以低溫乾燥數小時後，放涼。
(2)將藥材放入玻璃瓶中，倒入米酒，並將所有的藥材都浸泡在酒當中。
(3)浸泡3個月後，即可倒出來飲用，剩

餘的藥材，可以再浸泡一次米酒，此次浸泡的時間不妨長一點，可泡一年，使藥材釋放出剩餘的藥效。

陳醫師的叮嚀

(1)米酒也可以改成米酒頭，或用高粱酒以及其他私釀的酒也行。

(2)若要針對個人的體質，來配藥酒的話，最好找熟識自己身體狀況的中醫師，詳加診斷後再開方配藥，將會更加對症。

(3)因此整帖藥物的屬性是比較燥熱的，對於有火氣的人或陰虛的人並不適合。

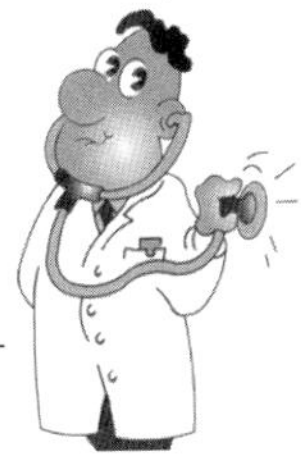

4.橘子醋

橘子的果肉不僅可以生吃，橘子汁也是一種味道可口的果汁，讀完了這本書，聰明的讀者都知道橘子皮（即陳皮）可以入藥，甚至橘核（橘子的種子）、橘絡（橘皮與果肉中間內一層白色的纖維）也都是中藥，各有各的功用，因此橘子醋的做法，就是教大家善用橘子的每一部分，來改善我們的健康，別糟蹋了大自然的美意。

・功效：

化痰止咳、生津解渴，改善呼吸道的慢性炎症以及幫助消化、減輕腹脹。

・釀製時間：3個月

・成果：1大桶橘子醋

・材料：

(1)有機橘子或不灑農藥的橘子10斤，選綠一點的比較好。

(2)二砂紅糖及冰糖、蜂蜜合計共10斤。

(3)糙米醋或醋精2000到2500CC。

(4)一個15公升到20公升的玻璃瓶或甕。

・作法：

(1)將橘子洗淨陰乾。

(2)將橘子連皮帶子，切成一公分厚的圓形片狀。

(3)選大一點的玻璃瓶，並在玻璃瓶的底部放少許砂糖，然後再鋪上一層橘子，一層糖粉，中間層的糖粉可少放些，將剩下的糖鋪在橘子最上一層，最後再倒入蜂蜜，將所有的橘子浸泡在蜂蜜或糖中，如此才不會發霉。

(4)為了要讓橘子發酵，玻璃瓶的瓶蓋輕輕蓋住即可，再將紙箱覆蓋以阻隔光線，使其順利發酵，發酵完才可以將蓋子蓋緊。

(5)每天應該搖晃一下玻璃瓶，務使所有的橘子浸泡在糖水中，才不會發霉變質，約一週的時間，當橘子已經發酵產生許多泡沫時，加入糙米醋或醋精混合，約三個月後，即可飲用美味的橘子醋。

陳醫師的叮嚀

(1)橘子與糖份的重量比，最好不要少於一比一，並且記得每隔幾天一定要攪拌一下橘子醋。

(2)不要在空腹時喝橘子醋，飲用時要加開水稀釋，一般可以稀釋8到10倍，剩下的果皮果肉通通可以吃下肚，療效更好。

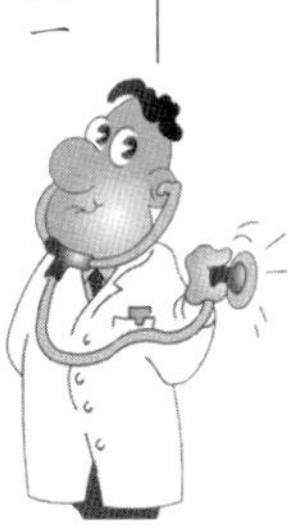

三・藥膳家常菜

1. 薑黃火腿蛋炒飯

將薑黃在古代就被用來當做染料，在現代也提供咖哩粉做為黃色的染料，薑黃本身的色素是屬於脂溶性，不易溶於水，但可以溶解於酒精，或料理時用油炒，可以呈現出耀眼的金黃色，讓整道菜看起來更加秀色可餐。今天我們選取最家常的火腿蛋炒飯，來與讀者共享，讓藥膳溶入日常的生活中，其實做藥膳並不難。

・**功效：**

薑黃有溫經止痛、破血行氣、怯風止癢療痺等作用，對於寒凝氣滯血瘀所導致的胸脅疼痛、胃痛、經閉經痛、風濕酸痛或跌打損傷造成的疼痛，以及皮膚搔癢等症狀，都有不同程度的幫助。

・**準備時間：**半小時

・**烹調時間：**15分鐘

・**材料：**

(1)雞蛋1個。
(2)洋蔥去皮、洗淨、切丁20公克。
(3)火腿切丁40公克。
(4)熟豌豆仁20公克。
(5)白飯300公克。
(6)鹽、味精、胡椒粉適量。

(7)薑黃粉1公克。

・作法：

(1)將雞蛋打入碗中，攪拌成蛋汁。

(2)在鍋中倒入一大匙油燒熱，倒入蛋汁並快速炒散，盛出。

(3)於鍋中再加入一大匙油燒熱，先放入薑黃粉攪拌，再放入洋蔥及火腿炒香，最後加入炒好的蛋、熟豌豆仁、白飯，並加入適量的鹽、味精、胡椒粉調味，即可上桌享用。

陳醫師的叮嚀

薑黃有活血化瘀的功效，因此孕婦不宜食用。

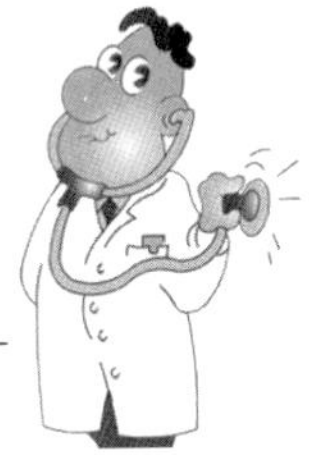

2.薏仁百合粥

在中醫門診中，常看到不少病患是為了臉上惱人的青春痘來求診，有些人還長了滿臉的雀斑或扁平疣，對女性或是正值青春期的少男少女心理影響很大，也造成生活上的困擾。

・功效：

薏仁百合粥有清熱潤燥的功效，可以治療臉部的雀斑、扁平疣，是一種簡單的食療法，不但作法容易，對皮膚也很有幫助，沒有皮膚問題的人也能當做一般食品來吃。

以中醫的角度來看，肺主皮毛，臉部的皮膚問題大多是因為體內的熱邪作用於皮膚，而薏仁和百合都有潤肺的作用，有助改善皮膚。薏仁是一種甘、淡、微寒的中藥，有利水祛濕、清熱排膿的效果，效用平和，多吃一些也沒有大礙。百合是一種根莖類的植物，具有潤肺止咳、清心安神的效果。

・材料：薏仁30克、百合6克。（也可加入適量的粳米一起煮食）

・作法：先將薏仁和百合放入鍋內，再加入適量的水，等到水煮沸後再用小火煮一個小時即可。想要口味多一些變化時，也可依個人喜好加入蜂蜜或糖來調味。

・吃法：趁溫熱時於早晚空腹食用，如果胃腸狀況良好，可以吃冰的薏仁百合粥。

陳醫師的叮嚀

(1)市面上的百合有乾、濕兩種，一般在超級市場買到的是濕百合，顏色較白，回家洗乾淨之後就能煮了。在中藥房買到的則是經過處理過的乾百合，保存的時間較長。乾百合的顏色看起來黃黃的，可以在煮之前用水浸泡半天左右，泡軟之後的百合不但較容易煮透，吃起來也比較沒有苦味。

(2)因為這道粥的功效較平緩，想要看到皮膚有明顯改善的話，要耐心地持續吃一個月左右才能見效。

(3)若有便秘的狀況或懷孕者不宜食用。

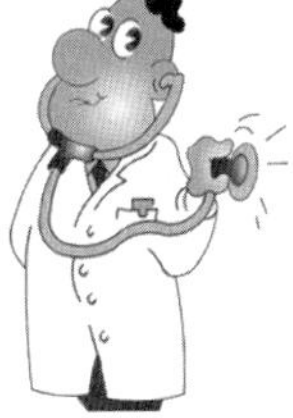

3.山藥麵疙瘩

「麵疙瘩」好像是外省話，台灣人叫「麵疙瘩」為「麵粉粿仔」。四十年前，台灣整體的經濟並不富裕，在那個時代不流行在外吃館子，大家都是在家解決三餐，由於大人們忙於生計，當我們這些小孩餓了，而大人還沒有空做飯時，一些簡單的家常菜如「麵粉粿仔」，就是我們可以一邊玩耍，一邊煮出來裹腹的食物。現在台灣人雖然生活富裕，只要你有錢，可以嚐遍世界各國的山珍海味，不過這道「麵粉粿仔」的美味，仍然是我小時候最美好的記憶。

・功效：

健脾固腎，可以改善消化不良、慢性腹瀉、男子遺精、婦女白帶過多、小便頻繁等症狀。

・準備時間：20分鐘

・烹煮時間：20分鐘

・份量：約4人份

・材料：

(1)

①中筋麵粉350公克。

②山藥粉125公克。

③雞蛋1個。

④水適量。

(2)韭菜、沙拉油、肉燥、紅蔥頭、蒜頭、味精、醬油、鹽適量。

・作法：

(1)將所有(1)的材料混合攪拌成麵糊，用手或湯匙捏成一小團一小團，待水滾燙時下水煮熟，像煮水餃一樣，熟的時候撈起來。

(2)將(2)的材料爆香，加適量的水煮成湯，並調味成自己喜愛的口味，最後加入已煮好的「麵粉粿仔」，即可熱騰騰的享用。

陳醫師的叮嚀

(1)如果不喜歡韭菜的味道，也可以用義大利肉醬麵的醬汁，或你自己喜歡的醬汁也行。

(2)小時候的「麵粉粿仔」，並沒有加入山藥粉，如果你勇於創新，也可以加入其他粉類，勤於嘗試，搞不好你可以做出獨門配方，享譽國際唷！

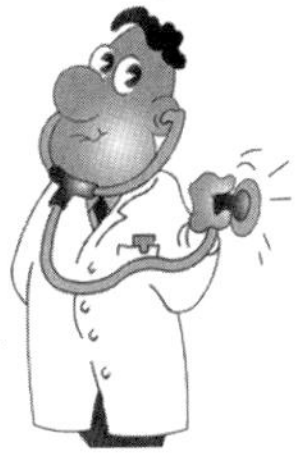

4. 四神湯：

大部分人認為藥膳大概都是黑鴉鴉的一鍋湯，不過四神湯卻是美麗的乳白色，而且是很大眾化、平民化的一帖藥膳，你常可以在路邊攤看到有人賣肉圓配四神湯，或是賣刈包配四神湯，這是我在大學時代最喜歡吃的一道點心。

・**功效：**

健脾止瀉、收澀止帶、寧心安神。可以改善食慾不振、慢性腹瀉、疲倦乏力、婦女白帶過多、心神不寧等症狀，也可以治療血脂肪過高症。

・**材料：**

(1)茯苓6錢。
(2)蓮子1兩。
(3)芡實6錢。
(4)山藥1兩，也可以再加入薏苡仁1.5兩和川芎4片。
(5)豬肚1個或豬腸子、豬腰子1個或排骨1斤。
(6)米酒少許。
(7)鹽少許。

・**作法：**

(1)將中藥材以自來水快速清洗表面一遍，也可以不洗，在冷水時即直接丟入鍋中加熱。
(2)豬肚、豬腰子或排骨等，先洗淨川燙一下，始加入藥材中一起混合燉煮。
(3)燉煮的時間不妨長一點，約一個小時，使藥膳的所有材料變軟變嫩更好吃。

(4)米酒可以在燉煮的過程中添加，或起鍋時才加入。

(5)要吃時再加鹽調味。

陳醫師的叮嚀

四神湯的所有藥材通通可以吃下肚，可以取代米飯吃，因此不要只顧著喝湯，卻把湯中的藥材扔掉，那就太浪費了。

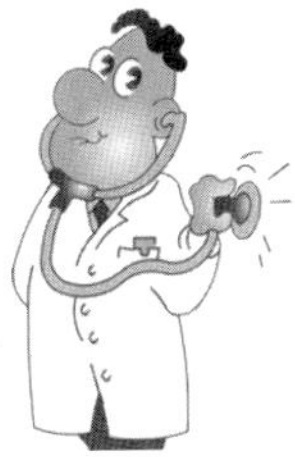

四・越「滷」越香的中藥——滷包

用醬油滷東西，是家庭主婦在廚房中常做的一道家常菜，可以滷雞肉、滷蛋、滷豆乾、滷海帶、滷毛豆、滷花生、滷豬腳，甚至也可以滷牛肉，或任何你喜歡的食物等，滷好的食物放在冰箱中，可以吃上個好幾天，對於忙碌的家庭主婦來說，可以輕鬆的準備食物。不過由於滷的食物以高蛋白質和高油脂的成份居多，因此比較不好消化吸收，滷包的藥材，大部份會選擇芳香健胃的藥物，來振奮胃腸，促進消化液的分泌，加強腸胃的蠕動，並且幫助食物的吸收。當家裡放置一、兩份這種滷包，你會覺得滿室芬芳，精神為之一振。

・**功效**：

暖胃健脾、燥濕散寒。可以改善消化不良如胃腸脹氣、嘔吐腹瀉、食慾不振等症狀。

・**準備時間**：半小時

・**烹煮時間**：30分鐘到1小時

・**份量**：1大鍋

・**材料**：

(1)將以下的材料打碎裝入布袋

①肉桂葉10公克。

②草果15公克。

③甘草15公克。

④八角10公克。
⑤山奈20公克。
⑥桂皮15公克。
(2)冰糖、味精、醬油、水、蔥、薑、紹興酒適量。

・作法：

(1)將所有的肉類先洗淨川燙過。
(2)將所有的材料與食物混合燉煮，約30分鐘到1小時，視食物的種類而定。

陳醫師的叮嚀

剩下的醬汁可以放在冷凍庫保存，下次再使用。

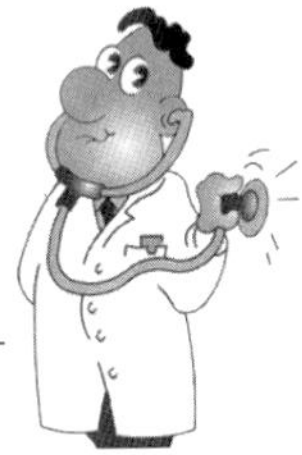

五・洗個藥草美人浴——中藥SPA

最近流行日本的泡湯，以及西洋式的SPA、芳香精油按摩等，使用過的人，都覺得身心變得無比舒暢，事實上，在中醫傷科的範疇裡，就經常使用薰蒸治療來改善局部或整體的酸痛，並促進肢體的血液循環，不僅僅是蒸氣有其療效，裡面薰蒸的芳香性藥材，也關係著整個療效的好壞。而中藥SPA，更提昇了薰蒸的層次，不單只是追求療效，還講究香氣宜人，浪漫享受。因此當家裡煎煮這種藥材時，真是滿室芬芳，神清氣爽。煮好時先倒出一杯藥汁，可以加開水稀釋，並加入適量的糖，一邊飲用花茶，一邊泡湯，其樂也無窮。

・**功效**：

開胸解鬱、鎮靜安神、燥濕殺蟲。可以改善心情煩躁、鬱悶、焦慮、失眠、頭痛、胃脹等症狀，以及有促進血液循環、消除疲勞、殺菌、減輕皮膚發炎的效果。

・**烹煮時間**：20分鐘

・**材料**：將以下的材料打碎裝入布袋：

(1)香茅1兩。
(2)玫瑰花5公克。
(3)薰衣草5公克。

(4)藿香10公克。

(5)薄荷5錢。

作法：

(1)將所有的材料放入乾淨的鍋中，由冷水開始煎煮，水滾後再煮10分鐘即可，可以連續煮2到3次。

(2)將煮好的藥汁倒入浴缸中浸泡。

陳醫師的叮嚀

(1)煮過的藥袋可以浸泡在浴缸，並拿來輕輕的搓揉皮膚。

(2)浸泡完畢，最好再以清水沖洗身體為佳。

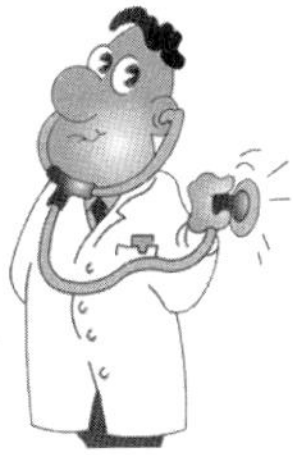

Part 7
常見中藥材
選購要點

一·黃耆

‧**來源**：為豆科植物黃耆或蒙古黃耆的乾燥根部。

‧**成份**：含膽鹼、甜菜鹼、氨基酸、蔗糖、葡萄糖醛酸及微量葉酸。

‧**功用**：臨床上可分為——

(A)生用（只有經過曬乾等簡單加工的藥材）：

(1)固表止汗：用於身體較虛，臉色蒼白，容易感冒，大汗不止的人，但對於怕熱多汗的陽盛質是不適合的。

(2)利水消腫：對屬於氣虛型下肢水腫有利尿消腫的功效，適用於如下肢靜脈曲張、慢性腎炎或心臟衰竭所造成的下肢水腫。

(3)托毒排膿：對於氣虛型或糖尿病的病人，傷口久不癒合的狀況可以改善。

(B)蜜炙（用蜂蜜炒過的藥材，藥效更好）：

(1)補氣：用於治療頭暈疲倦、四肢無力。

(2)脾胃虛弱：可以改善食慾不振、腹瀉。

‧**選購要點**：

(1)市場上主要可分為紅皮耆、白皮耆、黑皮耆，黑皮耆為染上其他黑色的中藥，臨床上較少使用。

(2)購買黃耆時，最好選擇外型粗大，質地堅韌不易折斷，摸起來粉粉的，嚐起來甜甜的，中央沒有發黑或空心的比較好，夏天最好放在冰箱保存。

(3)晉耆為紅皮耆，即本身的外皮偏紅色，甜度較高；北耆為白皮耆，補氣效果較強。

二・當歸

・**來源**：為傘形科多年生草本植物當歸的乾燥根，主產於甘肅等地。

・**成份**：含揮發油，其主要成份有亞丁基苯酞等，另含蔗糖、維生素B12、維生素A等。

・**功用**：

(1)潤腸通便：用於老年體弱，或婦女產後血虛，腸液乾枯所導致的大便乾燥等。

(2)補血調經：當歸有補血活血的作用，可以治療月經不調、痛經、月經量少、動脈硬化、血栓閉塞性脈管炎及跌打損傷等。

・**選購要點**：

(1)外型：當歸身（即主根）和當歸尾（鬚根）外形粗大，品質較好。

(2)色澤：新鮮的當歸外表為黃棕色，內部則為黃白色，若內部看起來為褐色則已經變質或是臭心，若表皮有破損而且色澤呈現黑色，則為次級貨，療效較差。

(3)香味：當歸含有豐富的揮發油，因此氣味芳香，用力擠壓新鮮的當歸，可滲出黃色油質。

(4)最好放在冰箱內保存，以免走油（即油份跑到表面）、受潮變軟、發霉、變色。

(5)台灣及日本也產當歸，但品種不同，療效也不同，因此購買時還是選擇大陸的當歸比較妥當。

三・人參

人參是珍貴的補藥，古書曾描述「搖光星散而為人參」，意思是說，人參是流星、閃電灑落的產物，這個美麗的傳說使人參披上了一層神秘的色彩。早在公元前六世紀道家始祖老子那個時代，中國人就發現人參可以用來治病了。

・**來源**：為五加科多年生草本植物人參的根。

・**成份**：人參根含多種三萜皂甙，皂甙為人參生理活性的物質基礎，此外人參也含有少量的揮發油、醣類、膽鹼、氨基酸、人參酸、有機酸、維生素、多種礦物質、及澱粉酵素、蛋白質合成促進因子等。

・**功用**：

(1)強心、大補元氣：可用於即將休克如大出血、心肌梗塞、嚴重的上吐下瀉和其他疾病造成全身虛脫的情形，可以急用人參一兩以上，煎汁或用粉末，口服或鼻胃管灌服。當然了，現在的西醫急救醫學很發達，遇到危急重症應該趕快送到急診室，但是在送到急診室的途中，除了個人的急救藥品與心肺復甦術之外，適當的使用人參或許也可以救你一命哦！

(2)健脾補肺：用來治療頭暈疲倦、四肢無力、手腳冰冷，可以改善食慾不振、腹瀉、臉色蒼白或萎黃，容易感冒咳嗽氣喘的人，但對於怕熱多汗的陽盛質是不適合的。

(3)人參為藥中之王，在「神農本草經」中被列為延年益壽的「上品藥」，稱其補五臟、安精神、定魂魄、止驚悸、除邪氣、明目、開心益智、久服輕身延年。因此人參有強壯、抗疲勞、調節免疫功能的作用。人參對血壓、血糖、免疫和造血系統均有調節的功能，可以治療心絞痛、冠狀動脈硬化、低血壓、糖尿病，同時對癌症、血液疾病和體質虛弱的人也有一定的幫助。要小心的是，如果自己長期大量服用，會導致失眠、抑鬱、煩躁、頭痛、心悸、血壓升高、性機能減退等，合稱「濫用人參綜合症」。最好還是請教中醫師是否適合自己的病情及體質？應該吃那種參？以及每天應該服用多少劑量？

・選購要點：

(1)人參以野參最為名貴，一般選購人參時可以記住幾個要點，參體長、參腳短而粗大、參蘆（根莖部）粗大、皮細、參體飽滿、質地堅實無空心、外觀無破損者為佳。

(2)品質好的高麗參，參體結構緊密，切片顏色紅潤透明，可以燉煮數次，湯汁的顏色及味道依然濃郁不減。高麗參依照等級可以分為「天」、「地」、

四・紅棗

(2)大棗因加工不同，而有紅棗、黑棗之分，紅棗為中醫師配方專用，調補則用黑棗。

・**來源**：為鼠李科落葉灌木或小喬木棗樹的乾燥成熟果實，又名大棗。

・**成份**：含蛋白質、醣類、有機酸、黏液質、維生素A、B、C、微量鈣、磷、鐵等。

・**功用**：

(1)補中益氣：用於脾胃虛弱、胃口不佳、容易疲勞等。

(2)養血安神：可用於面色萎黃、心悸失眠、情志抑鬱等。

・**選購要點**：

(1)外形以顆粒較大，果肉飽滿，色紅鮮艷油潤、內部核小、味道甘甜為佳。

五·枸杞

·**來源**：為茄科植物枸杞或寧夏枸杞的乾燥成熟果實，主產於寧夏、甘肅等地。

·**成份**：含胡蘿蔔素、甜菜鹼、維生素B2、維生素C等。

·**功用**：

(1)益精明目：用於肝腎不足所導致的頭暈眼花、視力減退、眼睛酸澀乾燥、迎風流淚等。

(2)滋補肝腎：用於腰膝酸軟、陽痿、遺精、月經量少。

·**選購要點**：

(1)顆粒大小：外形果粒較大，果肉飽滿，內部種子較少為佳，若外形果粒瘦小，而且果肉少種子多者，則為次級貨。

(2)新鮮程度：新鮮的枸杞為鮮紅色或血紅色，若看起來為灰紅色則為次級貨，若存放太久，外表顏色會轉為暗紅色。

(3)口感：枸杞可以直接吃，也可以做菜入藥，其味美如葡萄乾，果肉柔軟，滋潤多汁為佳，假使咀嚼時果肉較硬，並不甘甜柔軟多汁，則為次等貨；如果吃起來帶點酸味，可能已經變質。

(4)儲存方式：枸杞因含水量較大，容易變質，因此不建議一次購買太多，而且最好放在冰箱內保存，以免受潮變軟、發霉、變色。

六・地黃

・**來源**：為玄參科多年生草本植物懷慶地黃，或地黃的乾燥根及根莖，因炮製方法不同，在商品上有「生地黃」及「熟地黃」之分，生地即新鮮的地黃經曬乾而成，又叫乾地黃；熟地是取用乾地黃加上黃酒攪拌混合，經反覆蒸曬至內外均呈黑色。

・**成份**：含地黃素、甘露醇、梓醇、葡萄糖、氨基酸、生物鹼、鐵質及維生素A等。

・**功用**：

(1)清熱、涼血、止血：生地有清熱生津止渴的作用，也可以促進血液的凝固，因此可以用來治療火氣大造成的大便出血、流鼻血、吐血等，以及急性傳染病造成的皮膚發斑發疹、全身性出血等。

(2)補血調經：熟地黃為補虛、養血、調經之要藥，可以治療面色萎黃、頭暈、耳鳴、心悸、失眠、月經異常或月經量過多等。

(3)腎填精：可以治療腰膝酸軟、盜汗遺精、鬚髮早白等，有抗老化的作用。

(4)地黃有降血糖、降血壓、降膽固醇、保護肝臟等作用。

・選購要點：

(1)不管生地黃與熟地黃，在外形上最好挑選顆粒既大且圓，看起來皮細肉厚飽滿，色黑切面有油光者，味甜為佳。

(2)生地黃的切面如果實心表示品質較好，而熟地黃的切面最好帶一點空心，表示炮製的火候到家，療效更好，此外顏色越黑品質越好。

(3)可保存在冰箱。

七・茯苓

・**來源**：為多孔菌科寄生植物茯苓的菌核，多寄生於松科植物赤松或馬尾松等樹根上，又名白茯苓或雲苓。

・**成份**：含茯苓聚糖、茯苓酸、蛋白質、脂肪、卵磷脂、膽鹼、麥角甾醇、鉀鹽等。

・**功用**：

(1)寧心安神：茯苓有鎮靜的作用，可以治療心悸、失眠等。

(2)健脾止瀉：治療脾胃虛弱，不能運化水濕所導致的疲勞倦怠、食慾不振、腹脹腸鳴、容易腹瀉等，此外也可以降低胃液的酸度，對消化性潰瘍有預防的作用。

(3)利水滲濕：茯苓有緩慢而持久的利尿作用，因此可以治療心源性及腎源性水腫，因此臨床上可以應用於小便不利、下肢水腫、內耳淋巴水腫導致的眩暈、及其他水腫導致的心悸咳嗽等。

(4)茯苓聚糖能提高細胞免疫及體液免疫的能力，因此可以用於癌症的輔助療法。

・**選購要點**：

(1)由於中藥房所販售的白茯苓，均已切成薄片或方塊，因此挑選時要選擇色白細膩，摸起來粉粉的，質地鬆脆，容易折斷碎裂者為佳。

(2)保存在陰涼乾燥處即可。

八・苡仁

・**來源**：為禾本科多年生草本植物薏苡的成熟種仁，又名薏米。

・**成份**：含薏苡仁油、薏苡仁酯、氨基酸、脂肪油等。

・**功用**：

(1)祛濕除痺、利水滲濕：薏苡仁油可以減輕橫紋肌的痙攣，因此可以用於治療肌肉風濕酸痛、四肢肌肉容易抽筋、輕度的水腫腳氣等。

(2)健脾止瀉：治療脾胃虛弱、胃口不佳、容易腹瀉等。

(3)抗癌、美容：薏苡仁酯有抗癌作用，另外也可用於治療皮膚的癰瘡腫瘍等。

(4)孕婦不宜服用：因為會增加子宮收縮，也有中醫師認為會減少子宮內羊水的量，因此不建議孕婦大量服用。

(5)便秘的人不宜服用：因為苡仁可以治療腹瀉，因此已經便秘的狀況下，不宜單獨大量的服用，以免加重便秘。

・**選購要點**：外形以顆粒較大，看起來飽滿，色白完整者為佳。

九．百合

・**來源**：為百合科多年生草本植物，百合或細葉百合的根莖的乾燥肉質鱗片。

・**成份**：百合鱗莖含秋水仙鹼等多種生物鹼及澱粉、蛋白質、脂肪等。

・**功用**：

(1)清心寧神：百合可以清心熱而安心神，因此可以治療虛煩心悸、失眠多夢等。

(2)潤燥止咳：可以治療乾咳久咳、陰虛咳血等。

・**選購要點**：

(1)外形以鱗片均勻，看起來肉厚飽滿，色黃白質地堅硬，筋少味苦為佳。

(2)易受潮而變成紅色，影響到品質，因此要保存在通風乾燥處。

十・川芎

・**來源**：為傘形科多年生草本植物川芎的乾燥根莖，主產於四川，為四川特產的藥材，又名「芎藭」。

・**成份**：其主要成份有生物鹼、阿魏酸等物質，揮發油內酯類，維生素A，甾醇，葉酸等。

・**功用**：

(1)怯風止痛：川芎有鎮靜止痛的作用，可以治療風寒頭痛、肌肉風濕疼痛、胸脅疼痛等。

(2)活血調經：川芎有活血通經的作用，可以擴張動脈血管和預防血栓的形成，因此用來治療閉經（月經不來）、痛經、月經量少、腦血管疾病、冠心病、動脈硬化、血栓閉塞性脈管炎及跌打損傷等。

・**選購要點**：

(1)外型色澤：以體硬，外形肥大，內部黃白色品質較好

(2)香味：川芎含有豐富的揮發油，因此氣味芳香，如果存放過久，療效會降低。

(3)儲存方式：最好放在冰箱內保存，以免走油、蟲蛀。

十一・何首烏

・**來源**：為蓼科多年生草本植物何首烏的塊根，因炮製方法不同，在商品上有「生首烏」及「製首烏」之分，生首烏即新鮮的何首烏經曬乾切片而成，製首烏是取用首烏片加上黃酒與黑豆汁攪拌混合，經反覆蒸曬至黑色而成。

・**成份**：含蒽醌類衍生物，主要為大黃酚、大黃素、大黃酸、大黃素甲醚、大黃酚蒽酮等，此外還含有澱粉、粗脂肪、卵磷脂等。

・**功用**：

(1)解毒通便：生首烏有解毒的作用，因此可以用來治療身體上的癰疽瘡瘍，以及淋巴腺的疾病等，此外生首烏的瀉下作用比較強，可以治療便秘，因此生首烏比較不適合用來當藥膳，想要拿來做藥膳最好選擇製首烏。

(2)補血調經：製首烏可以促進血液的新生，為補虛養血調經之要藥，可以治療面色萎黃、頭暈眼花耳鳴、心悸失眠、月經異常或月經量過多等。

(3)補腎填精：可以治療腰膝酸軟、盜汗遺精、腦神經衰弱、鬚髮早白等，有抗老化的作用。

(4)何首烏有強心、降膽固醇等作用。

・選購要點：

(1)在外形上最好挑選塊頭較大且重，質地堅實，看起來皮細肉厚飽滿，裡紅外黑，略帶一點粉性，味微苦為佳。

(2)可保存在乾燥通風處或冰箱。

十二・靈芝

靈芝自古以來，即被視為長生不老的神仙妙藥，是一種珍貴藥材，最近因為人工大量栽培生產而降低成本。

・**來源**：靈芝為多孔菌目，多孔菌科的子實體，靈芝的品種有幾十種之多，但臨床上常用的品種以赤芝、紫芝較多，此外尚有薄蓋靈芝、平蓋靈芝等。

・**成份**：靈芝含麥角固醇，真菌溶菌酵素、酸性蛋白酵素、有機酸、甾醇、腺嘌呤、D－甘露醇、氨基酸、醣類、生物鹼等。

・**功用**：靈芝功效頗多，但因藥性苦寒，所以臨床上較常用於下列症狀：

(1)虛火旺盛造成的神經衰弱、失眠。

(2)可降低血脂肪、膽固醇。

(3)可保肝解毒，治療肝火旺型的肝炎。

(4)抑制過敏反應，減輕熱証型的過敏疾病（包括過敏性鼻炎、氣喘、蕁麻疹）。

(5)抗癌作用，可做為放射線治療（電療）、化學治療的輔助藥物。

服用靈芝也有其禁忌，因其藥性較為苦寒，因此虛寒証的體質，即使患有以上所描述的疾病，也最好小心服用，另外腸胃功能不佳者，服用後容易造成腹瀉。

・選購要點：

(1)靈芝的抽出液，苦味頗強，因此臨床上常做成膠囊，以便患者服用，雖然也可以水煎取汁，直接飲用，但是由於味道實在太苦，一般還是建議患者服用膠囊為佳。

(2)市售的靈芝膠囊有經過提煉高倍濃縮的藥品，也有將靈芝磨成粗粉直接做成膠囊；若是將靈芝直接磨成粉末，由於有效濃度較低，因此一天須服用較大的劑量才能發揮療效，若是經過提煉的高倍數濃縮藥品，則一天服用的劑量不用太多，因此購買時不要斤斤計較一顆靈芝多少錢，反而應該考慮一天要花費多少錢？一天要吃幾顆靈芝才有效？有效濃度高不高？

(3)另外患者也常會問到一個問題，說有人跟他推銷野生的千年老靈芝，一斤十幾萬，機會十分難得，到底是買還是不買？事實上，靈芝愈老木質化愈深，有效成分也就愈低，因此薑雖然是老的辣，不過靈芝可是愈老愈沒用哦！

(4)最好保存在陰涼乾燥處。

十三．天麻

天麻燉魚湯，是到藥膳餐廳裡常常見到的一道佳餚，到底天麻有何功效呢？

・**來源**：為蘭科多年生寄生草本植物天麻的乾燥塊莖。

・**成份**：天麻含香莢蘭醇、香莢蘭醛、微量生物鹼、黏液質和維生素A等。

・**功用**：

(1)平肝潛陽，治療眩暈頭痛：天麻可用於像內耳前庭神經失調所造成的眩暈，或血壓高造成的頭痛頭暈，以及肌肉僵硬造成的頭痛頭暈。

(2)息風止痙：天麻有抗驚厥的作用，可以提高電擊痙攣的閾質，或控制腦電圖中異常的放電，因此可以治療抽筋痙攣，例如小兒發熱性痙攣、癲癇的病人，使用天麻後可以減少發作。

・**選購要點**：

(1)以塊頭大，肉厚紮實，膠質重，咀嚼時脆而且有黏性，外觀黃白色，切片明亮有光澤，無空心者為佳。

(2)儲存方式：置於乾燥通風處或冰箱。

十四・決明子

・**來源**：為豆科一年生草本植物，決明或鈍葉決明的乾燥成熟種子，又名草決明。

・**成份**：新鮮種子含大黃酚、大黃素、決明素、澄黃決明素和維生素A等。

・**功用**：

(1)清肝明目：用於肝經實火所導致的眼結膜充血腫痛、視力減退、眼睛迎風流淚、頭痛等。

(2)清熱通便：如果要治療便秘最好生用，不要炒過，生的決明子為墨綠色，炒過的決明子則帶點咖啡色，大劑量可導致腹瀉。

(3)有降血壓、降膽固醇的作用。

・**選購要點**：

(1)以顆粒均勻飽滿，外觀黃褐色或青綠色，平滑有光澤，質地堅硬，味苦微甘，無雜質泥土的為佳。

(2)儲存方式：置於乾燥通風處保存即可。

十五・貝母

咳嗽的成藥很多，但是川貝枇杷膏恐怕是最受歡迎的糖漿囉！到底貝母是怎樣的一味中藥呢？

・**來源**：貝母為百合科多年生數種草本植物的乾燥鱗莖，由於植物的不同，商品上可以分為「川貝母」和「浙貝母」兩大類。

・**成份**：貝母含有多種生物鹼、甾類化合物、貝母醇等。

・**功用**：

(1)止咳化痰：是治療咳嗽使用頻率很高的藥物之一，浙貝母長於清熱化痰，尤其是痰黃黏稠成塊型的咳嗽，中醫師可視情形配伍加減其他藥物；川貝母則長於潤肺化痰止咳，適用於陰虛燥咳，咽喉乾燥痰少不易咳出型的氣管炎。

(2)治癰腫瘡毒：浙貝母能消腫解毒，如乳房發炎、頸部淋巴腺發炎腫大、皮膚的疔瘡腫瘍等，有一定的療效。

・**選購要點**：

(1)兩種貝母均以外觀肥厚飽滿，表面及斷面白色，摸起來粉粉者為佳，而商品上以「珠貝」的價格較高。

(2)夏天買回家後，最好放置於冰箱中冷藏，冬天則可置於密封罐中保存。

十六・冬蟲夏草

・**來源**：為麥角菌科植物冬蟲夏草菌的子座，及其寄生蝙蝠蛾科昆蟲，綠蝙蝠蛾幼蟲屍體的複合體，又稱蟲草。

・**成份**：冬蟲夏草含有粗蛋白，其水解產物為多種氨基酸，如谷氨酸、苯丙氨酸、脯氨酸、組氨酸、丙氨酸等。

由於蛋白質受熱後，容易變性而損失療效，因此冬蟲夏草炮製時，只適合低溫乾燥並研成粉末沖服，坊間很多藥膳的書，以及不大清楚藥性的中藥房老闆，教人用冬蟲夏草燉湯服用，老實說這樣做，有一點暴殄天物。

・**功用**：

(1)止咳化痰：對支氣管平滑肌有擴張的作用，是治療慢性咳嗽，保護氣管的藥物，也可以治療肺結核所造成的喘嗽咳血，一般在急性的呼吸道感染較少使用。

(2)滋補肺腎：對於病後體弱、頭暈、腰酸腿軟、陽痿遺精者，有一定的療效，不過臨床上較少使用冬蟲夏草來治療生殖功能方面的障礙，可以選用其他較便宜而且療效更強的中藥，如鹿茸等。

・選購要點：

(1)雖然主要的有效成分是在夏草部位的菌絲體，但是決定商品價格好壞卻是在蟲體的部分，依照蟲體大小可以分為三種規格，最昂貴的為「蟲草王」，蟲草王的蟲體最肥胖。其次為「散蟲草」，散蟲草為散裝的冬蟲夏草，其蟲體部分較蟲草王的蟲體瘦小。最便宜的為「把蟲草」，為更次等貨，是將冬蟲夏草捆綁成一把一把的出售，在其尾端常可以發現黑色黏稠造假的雜物，因此除非讀者是行家，否則不建議購買把蟲草。

(2)冬蟲夏草由於價格昂貴，因此偶爾會在蟲體部分發現穿入鐵絲或牙籤等，以增加重量，因此在磨粉前，應該將每一隻蟲體折斷檢查，品質良好的蟲體，其外表肥碩且色澤呈金黃色，折斷面是黃白色，低溫烘焙時香味四溢。

(3)最好放置於冰箱中冷藏保存。

十七・燕窩

「燕窩」是古時候用來進貢給皇帝的珍品，由此可見燕窩是非常珍貴的一味中藥。

・來源：燕窩，為雨燕科動物金絲燕及多種同數燕類，用唾液或唾液與燕子的羽毛等混合凝結所築成的窩，多由東南亞進口。

・成份：燕窩含有多種氨基酸、黏蛋白，以及鈣、磷、鉀、硫等。

・功用：

(1)潤肺止咳：是保護肺部氣管的昂貴藥物，很少用在一般感冒咳嗽，多用在肺結核、肺癌等重病，以減輕咳喘、咳血、吐血等。

・選購要點：

(1)燕窩外觀呈不整齊的半月形，長約6.5cm～10cm，寬約3～5cm，色黃白或灰白或帶點紅色，氣味清香，凹陷成兜狀或像半個燈罩狀。燕窩的內部粗糙，像菜瓜布一樣，質地硬而脆，斷面摸起來像角質的感覺，但是泡水後柔軟且膨脹數倍。

(2)天然燕窩以帶紅紫色，外觀完整無破碎者為上品，以泰國白燕的品質為最佳，黑色多毛者為次等貨，由於燕窩的價格非常昂貴，很多觀光客到東南亞觀光時，因為本身專業知識不足，當地價格又實在太低廉，反而上當買到一些海藻或其他偽品做成的假燕窩。

(3)放置在陰涼乾燥處保存。

十八・玫瑰花

情人節剛過，不少人都會收到浪漫的玫瑰花束，其實，玫瑰花除了賞心悅目之外，還可以用來洗一次愉快的花瓣澡。你可能不知道，玫瑰花也是一種中藥喔！不僅氣味芬芳，還可以用來治病，在情人節過後，沖泡一杯清香的玫瑰花茶，才不至於浪費了這些美麗的花朵。

・**來源**：為薔薇科植物玫瑰的乾燥花蕾和初開的花朵，將花蕾分批採摘，除去花柄及蒂，經低溫乾燥處理後可入藥用。

・**成份**：含揮發油，主要成分為香茅醇、牻牛兒醇、橙花醇、丁香油酚、苯乙醇等，此外，還含有槲皮甙、苦味質、鞣質、脂肪油與有機酸等。玫瑰花的有效成分係揮發油，因此不宜久煮，以沖泡為佳。

・**功用**：

(1)舒肝解鬱、醒脾和胃、行氣止痛：玫瑰花可以治療胃炎、肝炎和因緊張焦慮等情緒障礙，所造成的胃腸功能異常，諸如胸悶、腹脹、胃痛、食慾不振、打嗝等。

(2)調經止痛及跌打損傷：玫瑰花有疏通氣血、活血化瘀的功效，因此可以用來治療月經失調，如下腹悶痛、經血的血塊過多、經前的乳房脹痛等，也可以用來治療跌打損傷，加速瘀血腫脹的消退。

・選購要點：

(1)挑選時要選擇外觀鮮艷美麗、含苞待放、大小均勻、香味濃郁、乾燥無蟲蛀發霉者為佳，若是向花店買回來的玫瑰花，要自行製作花茶，應該注意是否有農藥殘留。

(2)最好保存在密封罐。

(3)沖泡方法：將八朵玫瑰花的花苞，加入500cc的熱開水中沖泡，約五分鐘後即可飲用，喜歡甜味的讀者，可以加點蜂蜜或冰糖。

十九・菊花

「採菊東籬下，悠然見南山」是陶淵明的一段詩句，其實，菊花除了賞心悅目供人觀賞之外，菊花本身也是一種中藥，可以做成芳香醒腦的菊花枕頭，和清涼可口的飲料，因此菊花不僅氣味芬芳，還可以用來治病。

・**來源**：為菊科多年生草本植物菊的乾燥頭狀花序，由於產地、花色、加工方法的不同，又可以分為白菊花、黃菊花、金菊花、杭菊花、滁菊花，商品上雖然有各式各樣的菊花，但療效大同小異。當花蕾將開放時分批採摘，經低溫乾燥或是風乾處理後即可入藥。

・**成份**：含揮發油，油中為龍腦、樟腦、菊油環酮等，此外還含有菊肝、腺嘌呤、膽鹼、水蘇鹼、微量維他命A、維他命B1、氨基酸與刺槐素等。菊花的有效成分係揮發油，因此不宜久煮，以沖泡為佳。

・**功用**：

(1)發散風熱：可以治療風熱外感初起的症狀，如輕度的發燒、頭痛、流鼻水。咳嗽等。

(2)消炎消腫：菊花有治療結膜炎、角膜炎及皮膚發炎的功效，因此可以用來減輕眼睛充血紅腫疼痛、眼屎過多、視力減退、頭暈眼花、皮膚的紅腫化膿搔癢等現象。

(3)降血壓：可以減輕頭部的充血腫脹，因此可以做為西醫降血壓的輔助藥物，但不宜與西藥同時服用。

・選購要點：

(1)挑選時要選擇外觀鮮艷美麗、大小均勻、花朵完整、氣味芳香、乾燥無蟲者為佳，若要製作菊花枕頭，必須經常曝曬並嚴格檢查內部，絕對不可以有毛毛蟲寄生在內，否則頭頸部接觸後易造成皮膚紅腫、過敏發癢。

(2)最好保存在密封罐或冷藏，否則易孳生毛毛蟲。

(3)沖泡方法：取1到2錢的菊花，加入500cc的熱開水中沖泡，約5分鐘後即可飲用，喜歡甜味的讀者，可以加點蜂蜜或冰糖。

二十・山藥

・**來源**：為薯蕷科多年蔓生草本植物薯蕷的塊莖，主產於河南懷慶地區者最佳，因此稱為為懷山藥，不過台灣的中藥業習慣將「懷」簡寫成「淮」，因此「懷山藥」就變成「淮山藥」。因加工方法不同，又可分為毛山藥（採收後，刮去外皮，再曬乾或烘乾）和光山藥（毛山藥再經浸軟悶透，搓揉成圓柱狀，並曬乾打光），不過現在進口來台灣的多是光山藥，看起來像是一隻極粗的粉筆。

・**成份**：含皂甙、黏液質、膽鹼、澱粉、糖蛋白、自由氨基酸、止權素、多酚氧化酵素、維生素C、甘露泉糖與植酸等。

・**功用**：

(1)補腎止帶：山藥可以滋腎澀精，故配合其他補腎藥可以治療男性遺精滑精等症，也可以補脾益腎，收澀止帶，因此為婦科治療白帶的常用藥物。

(2)健脾止瀉：治療脾胃虛弱，胃陰不足所導致的疲勞倦怠、食慾不振、口渴腹瀉等。

(3)養陰生津：可以治療陰虛內熱、口乾舌燥、喝再多水也不解渴、小便頻繁等，如典型糖尿病病患所造成的三多症狀。

・選購要點：

(1)由於中藥房所販售的山藥，均已切成薄片，因此挑選時要選擇外觀較大片，重量較重的，顏色潔白，摸起來粉粉的，質地堅實，無蟲蛀者為佳。

(2)最好保存在冰箱。

二一・陳皮

陳皮除了藥用之外，也是五香粉的材料之一，更是四川菜及廣東菜的常見配料，而「陳皮梅」更是老少咸宜的蜜餞。

・**來源**：陳皮為芸香科常綠小喬木植物橘，及其同屬多種植物的成熟果實之乾燥果皮。

・**成份**：陳皮含有揮發油（其中主要為檸檬烯）、黃酮甙（橙皮甙）、胡蘿蔔素、隱黃素、維生素B及C等。

・**功用**：

(1)止咳化痰：是治療咳嗽使用頻率很高的藥物之一，尤其是痰濕壅滯型的咳嗽，中醫師皆可視情形配伍加減其他藥物。

(2)健脾和胃：對於胃腸所造成的腹部悶脹疼痛、食慾不振、噁心嘔吐等症狀，有一定的療效。

・**選購要點**：

(1)陳皮因為炮製方法不同，因此顏色也不相同，選購上只要顏色均勻，外觀無斑點發霉即可。

(2)夏天買回家後，最好放置於冰箱中冷藏，冬天則可置於密封罐中保存。

二二・龍眼肉

・**來源**：為無患子科常綠喬木龍眼樹的成熟果肉，又名桂圓肉。

・**成份**：含葡萄糖、蔗糖、酒石酸、腺嘌呤、膽鹼及蛋白質、脂肪等。

・**功用**：

(1)寧心安神：龍眼肉為滋補良藥，可以減輕思慮過度所造成的失眠健忘、心悸膽怯等。

(2)補氣養血：治療氣血虧虛、脾胃虛弱、胃口不佳、倦怠乏力、婦女經血過多等。

・**選購要點**：

(1)外觀上以果肉大片，肉質較厚，質地細軟，顏色黃褐色且呈半透明，氣味芬芳，味道香甜者為佳。

(2)放在冰箱保存。

二三・白果

很多人可能不知道「白果」是什麼東西？沒關係，給你一點提示，如果你愛吃日本料理的話，你一定對「土瓶蒸」裡，那一顆黃白色、帶有一點咬勁的種子不陌生吧！沒錯！它就是「白果」。

・**來源**：為銀杏科落葉喬木植物銀杏，已除去肉質外種皮的乾燥成熟種子。

・**成份**：白果所含的化學成分種類很多，僅黃酮類就有20多種化合物，此外還有萜類和酚類及生物鹼，聚異戊烯和長鏈醇酮等。

・**功用**：

(1)治婦女白帶：白果可以用於治療下元虛損，婦女白帶清清如水者。

(2)抗利尿作用：治療小兒腎虛，膀胱無力等，可以改善小便頻繁、多尿、遺尿、夜尿等惱人的症狀。

(3)鎮咳止喘：白果有止咳化痰平喘的作用，中醫師會視情形用於治療久咳不愈的病人。

(4)白果有小毒，不宜大量生食，成人一日量約5到10枚，小兒服用時要減輕劑量。

・**選購要點**：以種仁飽滿，白色完整者為佳。

二四・杏仁

・來源：

(1)苦杏仁：為薔薇科落葉喬木，杏樹種子的核仁，又稱北杏仁、苦杏，呈心臟形略扁，臨床上多使用本品做為藥用。

(2)甜杏仁：為杏樹不同品種的種子，又稱南杏仁、甜杏，外形似苦杏仁而稍大，療效遠不及苦杏仁。

(3)其他種杏仁：外形較前二者碩大，形狀也大不相同，沒有杏仁獨特的芬芳香味，純粹為食品，常被製作成杏仁角、杏仁片、杏仁粉、杏仁堅果、杏仁糖等，不為藥用。

・成份：

(1)苦杏仁含有苦杏仁甙、苦杏仁甙酵素、苦杏仁酵素、脂肪油等，苦杏仁於研磨時，會產生苯甲醛，這是杏仁既特殊而且濃郁的香氣，甜杏仁的香味則不如苦杏仁濃烈，至於其它食用杏仁則無此特殊味道，但是像杏仁豆腐等食品，則是添加了人工香料。

(2)苦杏仁其止咳平喘的主要成分為苦杏仁酵素，最後會分解成氫氰酸和苯甲醛，少量的氫氰酸，可以抑制咳嗽中樞而達到止咳平喘的作用，但由於氫氰酸有毒，因此不宜生食，而且也不可以大量食用，否則會中毒，臨床上炮製過的苦杏仁，成人一日的使用量大概在二到三錢（約6～10公克），是屬於安全劑量，若超過這樣的劑量最好要請教中醫師或中藥師，而甜杏仁由於有效成份只有苦杏仁的幾十分之一，因此使用劑量可以較苦杏仁為多。

(3)杏仁中脂肪含量高達30%以上，因此能潤滑腸道而達到通便的效果。

・功用：

(1)咳嗽要藥：是治療咳嗽使用頻率很高的藥物之一，不管風寒、風熱、燥咳等，中醫師皆可視情形配伍加減其他藥物。

(2)潤腸通便：對於大便乾燥，硬如羊屎者，有一定的療效。

・選購要點：

(1)以顆粒均勻，外觀呈米白色澤，飽滿肥厚，味道微苦，不走油者為佳。

(2)夏天買回家後，最好放置於冰箱中冷藏，冬天則可置於密封罐中保存。

二五・薄荷

薄荷涼茶、薄荷口香糖、薄荷冰淇淋，都是夏天消暑解渴的食品，薄荷製品除了給人清涼的感覺之外，薄荷本身也是一種中藥，不僅氣味芬芳，還可以用來治病。

・來源：為唇形科多年生草本植物薄荷和家薄荷的乾燥莖葉。

・成份：含揮發油，油中的主要成分薄荷醇、薄荷酮、薄荷醇－乙酸薄荷酯、乙酸、薄荷酯、莰烯、檸檬烯、異薄荷硐、薄荷烯酮等，此外還含有樹脂、香豆精、黃酮與三萜類物質等。薄荷的有效成分係揮發油，因此不宜久煮，以沖泡為佳。

・功用：

(1)發散風熱：可以治療風熱外感初起的症狀，如輕度的發燒、頭痛、流鼻水、咳嗽等，可以解表發汗做為中藥的退燒藥，但只對輕度發燒有效。

(2)消炎消腫：薄荷有治療結膜炎、喉嚨發炎及皮膚發炎的功效，因此可以用來減輕眼睛充血紅腫疼痛、眼屎過多、咽喉腫痛、蕁痲疹及皮膚的紅腫化膿搔癢等現象。

(3)疏肝解鬱健胃：可以減輕胸悶、胃腸脹氣、心情煩悶以及經前症候群等。

・選購要點：

(1)挑選時要選擇外觀壯碩、色澤鮮綠葉多、藥草乾燥不帶根部、氣味芳香者為佳，市售的薄荷差異頗大，有的聞起來並沒有香味，泡起來也不會有清涼的感覺。

(2)最好保存在密封罐或乾燥處。

(3)沖泡方法：取1到2錢的薄荷，加入500cc的熱開水中沖泡，約五分鐘後即可飲用，喜歡甜味的讀者可以加點蜂蜜或冰糖。

二六・珍珠粉

「珍珠」可以做成漂亮的首飾，是一件人見人愛的寶貝，但是「珍珠」也可以用來治病，不過當然是挑長相較不具觀賞價值的珍珠來入藥囉！

・**來源**：珍珠，為蚌科動物三角帆蚌及褶紋冠蚌，或珍珠貝科動物馬氏珍珠貝等雙殼類動物，受刺激而形成的珍珠產物。

・**成份**：珍珠含有多種氨基酸和碳酸鈣，此外尚含有鋁、銅、鐵、錳、鈉、鋅、鈦、鍶等元素。

・**功用**：

(1)生肌斂瘡、美容養顏：珍珠有清熱解毒、生肌收口的功用，因此可以治療皮膚和黏膜的發炎、潰爛、傷口等，可以內服也可以外用。此外珍珠粉也可以使肌膚潤澤，因此很多愛美的人士把珍珠粉當做養顏美容的聖品。

(2)鎮心安神：珍珠粉可以清心涼肝，可以治療心悸不安、癲癇抽搐等。

・**選購要點**：

(1)珍珠外觀以顆粒大、形狀圓整、潔白有光澤、觸感平滑細膩者為佳，其橫斷面可以發現有一層一層的紋路。

(2)放置在陰涼乾燥處保存。

二七・蜂蜜

・**來源**：蜂蜜係蜜蜂科昆蟲「中華蜜蜂」或「意大利蜜蜂」，及其同屬近緣昆蟲，在蜂窩中釀成的糖類物質，經採收後再精製而成。

・**成份**：蜂蜜因蜜蜂的品種及蜜源植物不同，其成分差別很大，其主要成分含果糖和葡萄糖，尚含少量的蔗糖、麥芽糖、糊精、樹膠及含氮化合物、有機酸、揮發油、色素、醋、水、維生素A、C、D及灰分、植物殘片等。

・**功用**：

(1)腸燥便秘：蜂蜜為緩和的輕瀉劑，可以減輕老人及婦女小兒的習慣性便秘。

(2)滋補脾胃、緩急止痛、調和諸藥：治療氣血虧虛、脾胃虛弱、胃腸絞痛、倦怠乏力，蜂蜜常被用作藥丸、糖漿的賦形劑與矯味劑。

(3)潤肺止咳：多用在肺虛久咳的病人，不過急性氣管發炎的病人，不建議吃太多蜂蜜及甜食，因為吃太多的甜食容易生痰，反而不利病情。

・**選購要點**：

(1)以成份來區分，台灣產的蜂蜜主要為純蜜、雜花蜜以及糖蜜。其中以龍眼花蜜、荔枝花蜜較好，顏色呈淡琥珀色且油油亮亮，含水分少而黏性較大，嚐起來無酸澀味，聞起來味道很清香。雜花蜜則顏色較深，品質較差。

(2)什麼是糖蜜呢？有些養蜂的業者會在採蜜的前幾天，餵蜜蜂吃砂糖，這種蜜就叫做「糖蜜」，聞起來的味道沒有龍眼花或荔枝花的清香，嚐起來還帶一點酸味。

(3)若以採收季節來看，蜂蜜又可以分為「春蜜」及「冬蜜」，春蜜品質較好。

(4)如何分辨蜂蜜純不純？可以用鼻子聞，判斷是否有龍眼花或荔枝花的香味，也可以用嘴巴嚐，嚐起來甘甜而且不酸，純蜜雖經久放也不會變質。另外，也可以將蜂蜜加入冷開水中，用筷子攪拌一下子，如果為純蜜，應該很快就會散開，如果不散開或很慢才散開，表示蜂蜜可能不純。

(5)置於密閉的容器中，放在陰涼處保存。

二八・鹿茸

隨著高齡社會的來臨，保存骨本以預防骨質疏鬆，變成中老年人的重要課題。鹿茸，它有強筋壯骨的作用，是眾多中藥當中，一味很高貴的補腎壯陽藥。

・**來源**：為脊椎動物鹿科梅花鹿或馬鹿，及台灣水鹿等各種雄鹿，其頭上尚未骨化而帶茸毛的幼角，近年來也從紐西蘭、澳洲、美洲、加拿大、阿拉斯加等地，進口鹿及麋鹿、小角鹿等之鹿茸。

・**成份**：鹿茸含多量膠質、蛋白質，並且含有神經髓鞘磷脂、神經節甙脂、硫酸軟骨素A，灰分中含鈣、磷、鎂。其氨基酸種類繁多，包括色氨酸、賴氨酸、纈氨酸、亮氨酸、苯丙氨酸、組氨酸、精氨酸、脯氨酸、天門冬氨酸、絲氨酸、谷氨酸、甘氨酸、胱氨酸、酪氨酸等。

・**功用**：

(1)強筋健骨、生肌收口：可以改善老年或更年期婦人的腰膝酸軟和骨質疏鬆，以及小兒骨骼發育不良，對於因車禍和外傷造成的骨折，有促進骨質修復的功能。另外，如長期臥床造成的褥瘡，鹿茸也可以加速罹患慢性潰瘍的傷口早日癒合。

(2)強壯作用：鹿茸所含有多種氨基酸對於人體有強壯的作用，能減輕疲勞、增加食慾、促進病後的復原，也可以改善男子陽痿遺精或女子生殖機能低下、頻尿等。

(3)改善骨髓的造血功能：鹿茸對某些血液疾病，如血小板減少症、白細胞減少症、再生不良性貧血等，可以提昇其骨髓的造血功能。

・**選購要點**：市售的鹿茸商品，有整支出售，也有切片出售，由於家庭的用量不多，建議先從少量的鹿茸切片開始購買。切片的鹿茸依其部位，由上而下可以分為柿茸、粉茸、血茸、粗茸、粗角，售價也是依此遞減。鹿茸要磨粉或浸藥酒之前，要先以酒精燒掉表面的茸毛，以免刺激咽喉引起咳嗽。

(4)柿茸、粉茸：是從整支鹿茸頂端四分之一處橫切而成的飲片，外觀平滑發亮，顏色烏黑，藥效最好，售價也最高。粉茸的切割部位在柿茸之下，觸摸飲片有粉質。

(5)血茸：血茸的切割部位在粉茸之下，鮮貨為血紅色，乾貨為烏黑色，橫斷面有很多疏鬆之細孔，茸片邊緣有細細的白色絲邊。

(6)粗茸：粗茸的切割部位在血茸之下，已有鈣質形成，並與膠質構成茸體的表面，橫斷面有很多疏鬆之細孔，並可見到灰、白兩種顏色，白色部份如

二九・黃連

「啞巴吃黃連，有苦說不出」，黃連的苦令很多人望而卻步，但黃連卻是一味很有療效的中藥，連懷孕後期的孕婦，都會服用黃連來養顏美容，這到底是怎麼回事呢？

・**來源**：為毛莨科多年生草本植物家黃連、野黃連和日本黃連及其他同屬近緣植物的乾燥根莖及根。

・**成份**：黃連含小蘗鹼（黃連素）、甲基黃連鹼等多種生物鹼。

・**功用**：

(1)降火除煩：可以治療火氣大引起的諸多症狀，如煩躁失眠、目赤頭痛、口乾口苦口臭、牙齦浮腫、嘴破、便秘痔瘡以及滿臉青春痘、退胎火等。

(2)清熱解毒、消炎消腫：黃連有很廣效的抗菌作用，此外對流行性感冒病毒、多種致病性皮膚真菌、阿米巴原蟲等，也有抑制作用。因此可以用來治療急性扁桃腺炎、急慢性氣管炎、化膿性中耳炎、大葉性肺炎、細菌性及阿米巴痢疾等。

・**選購要點**：

(1)挑選時要選擇外觀無毛鬚、藥材乾燥、斷面有菊花心的紋路，投入水中被染成黃色直線者為佳。

(2)最好保存在陰涼乾燥處。

(3)由於黃連味道極苦，怕苦的讀者，可以裝膠囊服用。

三十・杜仲

別小看杜仲黑黑醜醜的，一副其貌不揚的樣子，它可是一味很重要的補腎藥哦！很多婦女都吃過杜仲粉，許多男士也喝過杜仲酒，甚至在菜市場，你都可以發現有人在販賣杜仲。

・**來源**：為杜仲科落葉喬木植物杜仲的乾燥樹皮。

・**成份**：含杜仲膠，及樹脂、鞣質、糖甙、生物鹼、果膠、脂肪、有機酸、咖啡酸、酒石酸、綠原酸、維生素C、醛糖等。

・**功用**：

(1)強筋健骨、補益肝腎：可以改善老年或體弱之人的腰膝酸軟，男子陽痿遺精或女子生殖機能低下、頻尿等等。

(2)補腎安胎：杜仲對於妊娠期間的不正常出血、胎動不安等現象，有緩解的作用，當然了，懷孕期間的不適，應該先找婦產科醫師檢查，如無大礙，不妨再找中醫調補一下身體，因為唯有強健的母體，才會生出健壯的寶寶。

(3)降血壓：杜仲樹皮提取物及煎劑，對虛性高血壓及輕度高血壓的患者有持久的降壓作用，對於需同時吃中藥和西藥來達到控制血壓的患者，最好請教又懂中醫、又懂西醫的中西醫師，以免弄巧成拙。

・選購要點：

(1)外型：以大小整齊、外形美觀、皮細肉厚、內部棕黑，身乾體硬者，品質較好，杜仲的厚薄和價格成正比，也就是說，越厚的越貴，越薄的越便宜。生杜仲經折斷時，可以發現有濃密的銀白色絲狀物，向兩旁拉開時，白絲有延展性。但是生杜仲因為含有大量的膠質，其有效成分反而不容易釋放出來，因此讀者最好購買炒過的杜仲藥效較好，但是如何判斷炮製的火候是否恰當呢？可以將炒過的杜仲對折，見其白絲已不能拉長即可。

(2)色澤：杜仲外表棕黑色，內部為暗紫色。

(3)香味：很多婦女在坐月子時，都會吃炒豬腰子沾杜仲粉，以中醫的觀點和民間流行的觀念，都認為吃腰子補腰子，吃杜仲補腎補筋骨，對產婦的健康有一定的幫助，只不過杜仲粉吃起來的口感有一點像在吞黑砂子，讀者如果無法忍受這種味道，可以將杜仲粉裝在糯米做成的膠囊內服用。

(4)儲存方式：放在乾燥處即可。

國家圖書館出版品預行編目資料

怎樣補最健康／陳維苓 著．——第一版．
——台北市：文經社，2001〔民90〕
面；　　公分．——（文經家庭文庫；91）
ISBN 957-663-323-0（平裝）

1.藥膳 2.食物治療
413.98　　90021166

文經社

文經家庭文庫 91

怎樣補最健康

著 作 人—陳維苓
發 行 人—趙元美
社　　長—吳榮斌
執行編輯—賴秋華
美術設計—張欣怡・吳淑萍
出 版 者—文經出版社有限公司
登 記 證—新聞局局版台業字第2424號
＜總社・編輯部＞：
地　　址—104 台北市建國北路二段66號11樓之一（文經大樓）
電　　話—（02）2517-6688（代表號）
傳　　真—（02）2515-3368
E-mail—cosmax66@m4.is.net.tw
＜業務部＞：
地　　址—241 台北縣三重市光復路一段61巷27號11樓A（鴻運大樓）
電　　話—（02）2278-3158・2278-2563
傳　　真—（02）2278-3168
郵撥帳號—05088806文經出版社有限公司
印 刷 所—松霖彩色印刷事業有限公司
法律顧問—鄭玉燦律師　（02）2369-8561
發 行 日—2001 年 12 月第一版 第 1 刷

定價／新台幣 220 元　　Printed in Taiwan

文經社

文經社

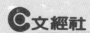